天下文化
Believe in Reading

碳水循環

一輩子都瘦用的增肌減脂飲食法

Carb Cycling

減重醫師
蕭捷健 著

＊本書參考連結皆於 2025 年 6 月查核完畢，
如有失效，請聯絡天下文化編輯部更正。

CONTENT

006　作者序　你不是失敗，而是選錯方法

Ch.1 減重的基本觀念

012　1-1 減重很難？因為身體在保護你
018　1-2 代謝適應：減重的隱形阻力
024　1-3 怎麼減重，才不會導致代謝適應？
027　1-4 間歇性熱量回補：減重也需要休息

Ch.2 碳水化合物

036　2-1 澱粉吃不胖的祕密
043　2-2 碳水循環怎麼吃？
048　2-3 中碳日：健康吃澱粉
064　2-4 高碳日：打破減重停滯期
068　2-5 低碳日：啟動脂肪燃燒
077　2-6 碳水循環應用

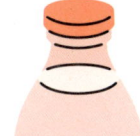

Ch.3　蛋白質

- 090　3-1　蛋白質的重要性
- 097　3-2　攝取蛋白質的最佳時機
- 101　3-3　蛋白質的消化與吸收
- 108　3-4　動物性蛋白質
- 118　3-5　植物性蛋白質
- 127　3-6　蛋白質補充劑的選擇

Ch.4　脂肪

- 138　4-1　好油脂有助健康瘦身
- 146　4-2　飽和脂肪與反式脂肪
- 153　4-3　單元與多元不飽和脂肪
- 160　4-4　食用堅果的益處與注意事項

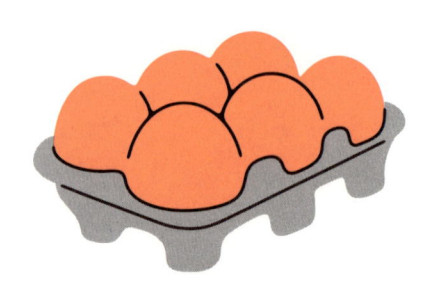

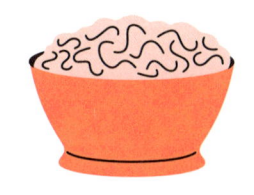

Ch.5　運動與飲食搭配

- 166　5-1　減肥卡關?少吃多動非唯一法則
- 168　5-2　運動燃脂的黃金區間
- 173　5-3　碳水循環飲食如何搭配運動?
- 177　5-4　如何靠飲食增強燃脂效果?
- 184　5-5　乾淨增肌,避免脂肪囤積

Ch.6　飲食習慣與作息

- 192　6-1　不吃早餐,瘦比較快?
- 195　6-2　生理時鐘的奧祕
- 199　6-3　間歇性斷食:挑對時間才有效果

Ch.7　減重的意義

- 208　7-1　不快樂,瘦有何用?
- 212　7-2　開啟減重之旅

222　**附錄　減重10大飲食迷思**

> 作者序

你不是失敗，
而是選錯方法

給曾為體重焦慮受傷的你

每個減重的人，身上都背著一段故事。

這些年，在我的門診裡、留言區裡，甚至健身房的角落裡，我遇見許多認真的人。他們帶著滿滿的熱忱與紀律，每天嚴格控制飲食，日復一日運動。

有的人一天吃不到 500 大卡就去跑十公里；有的人在生日蛋糕前偷偷落淚，只因為不想「破戒」；有更多人則是在體重計上看到停滯不前的數字時，開始懷疑自己的價值。

這本書，是寫給你們的。

你不是意志力不夠，而是選錯了方法。

減重不該是一場折磨自己的比賽。你並不是在懲罰自己，也不是在向誰證明什麼。你只是試圖回到身體與生活的和諧之中，卻在過程中被太多錯誤的觀念和資訊帶偏了方向。

　　有人說「不吃澱粉就會瘦」，有人說「只有斷食才有效」，還有人說「運動完不能吃，吃了就白費了」。這些聽起來凶猛又武斷的話語，在我們的腦海裡一遍遍打轉。

　　我們愈聽愈焦慮、愈減愈累，最後換來的卻是代謝變差、肌肉流失、情緒低落，甚至還月經失調、掉髮、睡不好。

　　後來你開始懷疑，減重是不是真的就只能靠極端？我是不是那種「怎麼減都不會瘦的人」？

　　其實不是的。

　　你只是缺乏一個「**跟身體合作**」的減重方式。

　　我之所以推廣碳水循環，是因為這是一套真正讓人「活得好」的方法。你不需要放棄喜歡的白飯、麵食，也不必天天只吃燙青菜或雞胸肉。

　　碳水循環強調的是節奏，而不是壓榨。

　　就像呼吸一樣，有進有出；像作息一樣，有動有靜。你可以在該吃碳水的時候安心吃澱粉，在該休息的日子輕鬆燃脂。這並不是投機取巧，而是讓身體重新找回原有的智慧：**代謝靈活**。

這些年，我陪著許多學員，運用碳水循環減下 10 公斤、20 公斤，有些人不再怕出門吃飯，有些人第一次在鏡子前願意微笑看著自己。

更重要的是，他們已經學會：

==瘦，不該是犧牲快樂的代價，==
==而是快樂生活的結果。==

寫這本書的過程，我把你們的困擾寫進去，也把每一個被迷思困住的你放在心裡。你會看到很多真實發生的案例，也會看到我一路走來的反思與學習。

從醫學生時代開始，到成為減重專科醫師，我最深的感觸是：體重從來不是唯一的問題，只是顯現了你和身體關係的裂痕。

如果你曾經在健身房跑步機上邊喘氣邊懷疑人生；如果你曾經在夜裡偷偷咀嚼泡麵和罪惡感；如果你曾經試過各種方法，卻還是走不出那道體重迷宮，請你翻開這本書，**讓我陪你重新開始！**

碳水循環筆記

♥

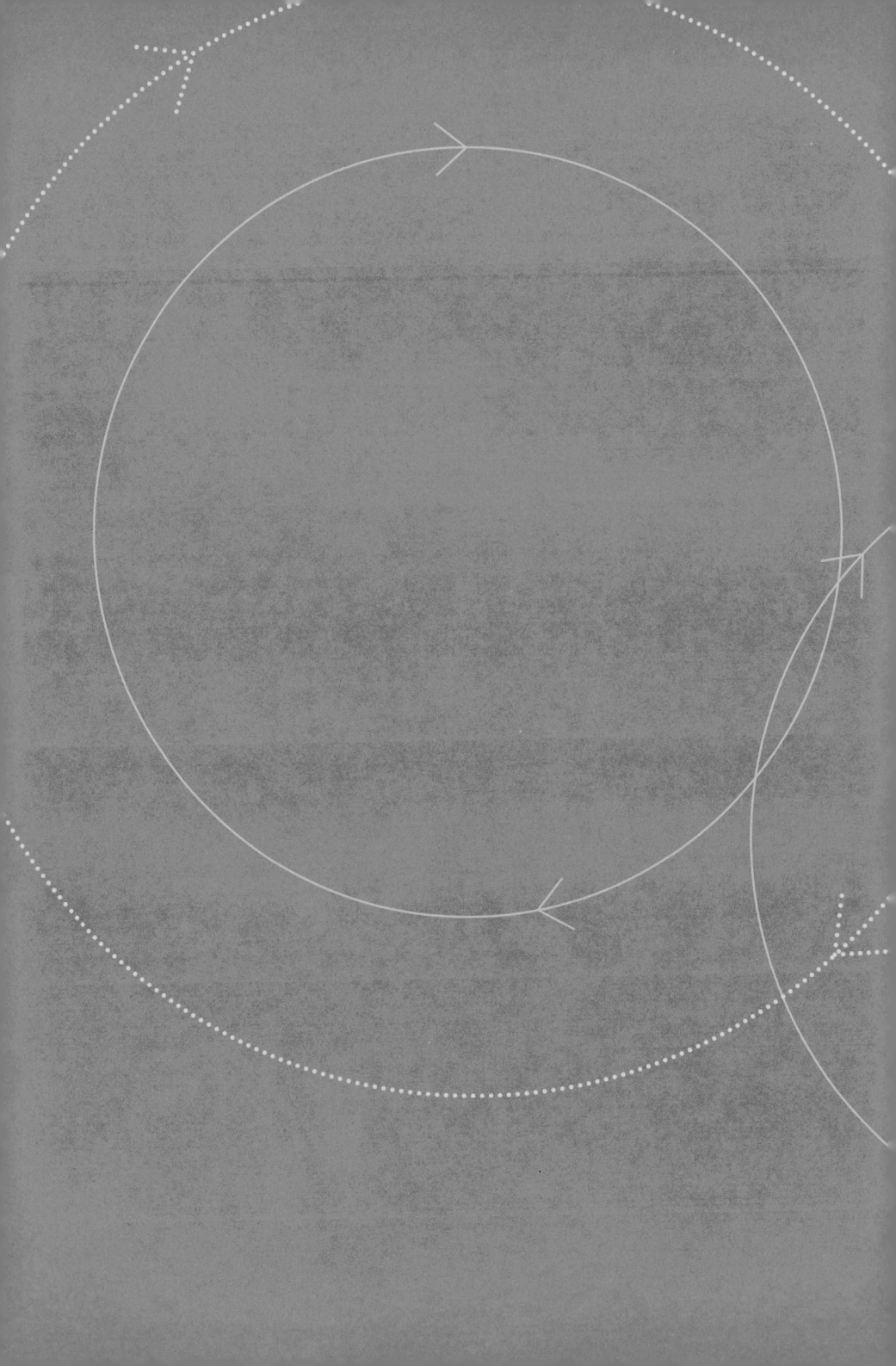

Ch.1 減重的基本觀念

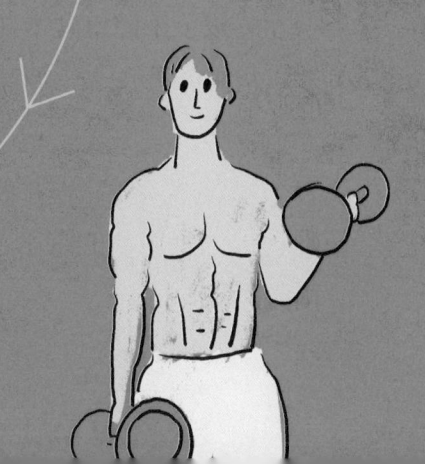

1-1 減重很難？因為身體在保護你

小莉是醫療器材公司的品管員，認真又細心。她決定減重後，第一件事就是開啟 excel，用表格記錄每餐的熱量和營養成分。每天早上，她都會精心規劃當天的菜單，確保熱量不超標。第一個月，她成功瘦了 3 公斤，開心得不得了。

但是到了第二個月，體重只掉了 1 公斤。小莉開始懷疑：「是不是哪裡算錯了？」她又在表格裡加了一個運動欄，每天規律慢跑 30 分鐘。然而，雖然再減了 1 公斤，接下來體重就卡住了。

當她帶著一本厚厚的記錄本來找我時，我真的有點不捨。那本記錄本裡，密密麻麻記滿了這幾個月她的努力。我告訴她：「放輕鬆一點，別被數字綁住。」建議她試試每週循環的碳水*調整：**兩天低碳，三天中碳，兩天高碳。**

結果兩個月後，小莉輕鬆瘦了 5 公斤，笑得很開心。減重這條路，有時候不是努力，而是選擇。

小慧的個性和小莉完全不同，身為充滿幹勁的房仲，她總愛用簡單的方法解決複雜的問題。「不吃澱粉就對了！」這是她給自己訂下的減重原則。一開始，這方法確實讓她看到驚人的效果，短短五天體重就下降 2 公斤，兩週後又瘦了 2 公斤，讓她以為自己找到完美的答案。

然而，問題很快就出現了。不管再怎麼戒澱粉，她的體重不僅停滯，心情也變得低落、脾氣暴躁。一次去日本旅遊她忍不住放開來吃，結果四天後回台灣時體重不僅衝回原點，甚至還更重。

她來找我時，一進門就大叫：「醫生，你看我這樣怎麼辦啦！」我看著她，耐心解釋：「體重反彈並不是因為吃了澱粉，而是長期完全戒澱粉使你的代謝變慢，加上心理壓力讓你聚餐時一次吃太多，身體長期缺乏澱粉後，進食時更傾向優先儲存。我們可以改用碳水循環的方式來改善飲食。適量吃澱粉不僅不會讓體重增加，反而能幫助代謝恢復，讓你更有力氣工作，也能更自在的和朋友聚餐。」

＊編注：在本書，碳水化合物通常簡稱「碳水」，高碳水簡稱「高碳」、中碳水簡稱「中碳」、低碳水簡稱「低碳」。

「好，那我們就試試看吧！一週有幾天可以開心吃喜歡的食物，其他時間再適當減少澱粉攝取。這樣不僅能幫助減重，也能讓生活變得更輕鬆。」小慧點頭接受建議。

一個月後，她再次來到診間，臉上多了一份久違的輕鬆，少了焦慮。「醫生，真的有效欸！我現在體重又減了 3 公斤，重點是我再也不害怕聚餐會毀了一切。我可以開心和朋友吃飯，也能在其他時間照顧好自己。」

前面兩個案例，對許多減重的人來說並不少見。為什麼算熱量、戒澱粉，總是一開始效果好，後來就沒效了呢？很多人初期透過計算熱量或戒澱粉快速減重，後來卻發現體重停滯甚至反彈，原因就是：**身體習慣了，達到新的平衡點。**

我們的身體並不只是「熱量機器」，還有一堆複雜的調適機制。少吃的時候，荷爾蒙也跟著變化，讓你更容易餓、更想吃，甚至代謝率也悄悄下降，這和「節儉基因」的作用有關。

我們的祖先，經歷過太多食物短缺的時代。那時候，只有那些代謝率低、能量儲存效率高的人，才能撐過寒冬與饑荒。所以，這種能「節省能量」的基因，成為他們的生存優勢。尤其是遠渡重洋的南島民族，更需要高能量儲備，畢竟遠古時代船能裝的食物和水不多，節儉基因表現更為突出，造成部分南太平洋國家肥胖率

高達 60%，位列全球前段班，是台灣人的 3 倍。[1]

　　但這套節儉基因放在今天，卻成了我們的難題。節儉基因會讓我們在食物充足的時候，加倍攝取熱量，抑制飽足感。現代人食物隨手可得，生活型態大多坐著不動，結果這些基因開始超額服務，幫我們囤積下過多的脂肪，讓減重變得困難重重。

　　所以，我們該怎麼減重呢？難道都不要算熱量、不吃澱粉或碳水化合物嗎？

低碳飲食速效，但代價不小

　　這幾年很流行低碳飲食，因為快速減重的效果真的是一眼就能看到。不過低碳減重會如此「速效」，跟「脫水」有很大的關係。碳水在體內儲存時，會和水分一起存在。當你減少攝取碳水化合物、戒掉澱粉*，身體會先消耗掉儲存的肌肝醣，而每燃燒 1 公克肌肝醣，就會釋放約 3 公克水分。所以，前幾天快速減掉的體重，很多其實是水分而不是脂肪。

　　長期執行低碳飲食，還會有其他風險：

＊編注：澱粉是碳水化合物的一種，消化後會轉為葡萄糖，為人體提供能量。由於澱粉攝取過多會轉為脂肪儲存，導致不少人一提到「低碳減重」，就會聯想到「戒澱粉」。更多關於碳水化合物的說明，詳見本書第2章。

(1) 代謝跟你一起「省」

減少攝取碳水後一段時間，身體會很聰明的切換到節能模式，讓基礎代謝率下降。你可能會覺得手腳冰冷，整天沒什麼力氣。

更糟的是，研究發現，當飲食中的碳水化合物被限制或熱量不足時，甲狀腺功能也可能受到影響，身體燃燒熱量的能力就會被打折扣，減重速度也愈來愈慢，這和吃太少時的甲狀腺反應是一樣的。[2]

(2) 腦袋也會抗議

長期低碳，大腦的確可以轉為酮體供能，但這是碳水化合物不足時的「備用模式」。正常情況下，腦部最愛的還是葡萄糖，來源就是碳水化合物。

雖然酮體能支持運作，但效率不如葡萄糖來得快又穩定，尤其是需要專注或快速思考時，可能會感覺不夠力，甚至出現「腦霧」或反應遲緩的情況。發表在《食慾》期刊上的美國研究指出：在完全停止攝取碳水化合物的情況下，低碳飲食者的記憶表現較差，但是當重新攝取碳水化合物後，記憶能力就會回復正常。[3] 當然了，過度攝取精緻碳水導致高血糖，一樣也會有腦霧的症狀。

(3) 運動表現變差，甚至消耗肌肉

想跑步、舉重，卻覺得整個人卡卡的？那是因為缺了肌肝醣這項運動的「燃料」。低碳飲食會讓肌肝醣的存量變少，讓你在運動時感覺特別沒力氣，像踩了油門卻發現油箱是空的。

更讓人捨不得的是，當身體缺乏碳水化合物，還去運動，身體會開始燃燒肌肉來補充能量，代謝率也跟著下降。不僅減重變得更難，整體健康也可能受到影響。

> **JJ 醫師提醒**
>
> 坊間常聽到「做有氧運動會掉肌肉」這個迷思，其實在適當的飲食和訓練計畫下，有氧運動並不會導致顯著的肌肉流失，除非是長時間低碳或是斷食的時候去跑步，才會燃燒掉肌肉。

1-2 代謝適應：減重的隱形阻力

長期低碳飲食，往往會啟動身體的「保護機制」，出現「代謝適應」。隨著時間推移，基礎代謝率下降，減重速度就會變慢，甚至出現反彈。

我們的身體就像是守護家園的精靈，當你少吃時，會啟動「省電模式」，更省力的度過這段「缺糧期」。想要衝破這個瓶頸，首先得搞懂能量消耗的三大來源：**基礎代謝、活動量和食物熱效應。**

了解能量消耗的運作模式之後，再透過調整運動、飲食，甚至短暫增加熱量攝取，才能讓身體重新開機，啟動代謝引擎。

計算你的「每日總能量消耗」

每天消耗的能量就像生活開銷，有固定支出，也有零碎花費，加總起來就是我們的「每日總能量消耗」（TDEE）。計算公式如下：

TDEE ＝基礎代謝率＋總活動量＋食物熱效應

(1) 基礎代謝率：日常生活的基本支出

即使什麼都不做，身體為了維持呼吸、心跳等基本生命功能，還是會花掉 60% 到 70% 的總能量，這部分就叫做基礎代謝率（BMR）。計算公式如下：

男性：10×體重（kg）＋6.25×身高（cm）－5×年齡＋5
女性：10×體重（kg）＋6.25×身高（cm）－5×年齡－161

不過這只是估算的大概數字，精確測量還是需要專業設備，這是因為影響 BMR 的因素包含年齡、性別、肌肉量、甲狀腺功能等等。尤其肌肉量多的人，代謝率會更高，就像一部高性能跑車，比一般車更耗油。

(2) 總活動量：動起來才有的額外開銷

活動量分兩種，分別是「運動性產熱」（EAT）和「非運動性產熱」（NEAT）。

肌肉量與基礎代謝率

前面提到的計算方法，使用的是 Mifflin-St Jeor 公式。但你可能會問，同樣體重的人，基礎代謝率都一樣嗎？這裡有另一組 Katch-McArdle 公式，是根據個體肌肉量（LBM，也稱瘦體重）來估算基礎代謝率。瘦體重是去除體內脂肪後的體重，包括肌肉、骨骼、水分及其他非脂肪組織。先求出 LBM：

$$LBM = 體重（kg）\times [1 - 體脂（\%）]$$

得到 LBM 之後，再用以下公式來計算 BMR：

$$BMR = 370 + 21.6 \times LBM$$

舉例來說，假設某人體重 70 公斤、體脂 12%，他的 BMR 約 1,700 大卡；同樣體重，體脂 20% 的人，BMR 卻不到 1,600 大卡。由此可知，肌肉量提高，有助於增加基礎代謝率。

◆ **運動性產熱**：跑步、健身等有規劃的運動消耗。雖然影響 TDEE 的比例只有 5% 到 10%，但對常運動的人來說，這可是很大的一筆支出！這裡有一張各種運動進行 30 分鐘後的大致熱量消耗表，以一個體重約 60 公斤的人為例：

運動類型	熱量消耗
HIIT [*]	約 350-450Kcal
拳擊有氧	約 300-400Kcal
慢跑	約 300Kcal
游泳	約 200-300Kcal
超慢跑	約 200Kcal
散步	約 100Kcal
瑜伽	約 80-150Kcal

◆ **非運動性產熱**：站著講電話、洗碗、走路這些小動作也會消耗能量，對那些不愛運動的人來說，NEAT 是提升能量消耗的關鍵。研究發現，減重時 NEAT 容易下降，因為身體進入省能模式，活動自然減少。[4] 就像去迪士尼玩一天，晚上累到看到卡通人物，也懶得上前拍照了。不要小看爬樓梯、趕公車、做家事這些日常，透過簡單的改變，都可以提高 NEAT，進而影響總體能量消耗和健康。

＊編注：高強度間歇訓練（High Intensity Interval Training, HIIT）是在高強度且具爆發力的運動中，加入間歇性的低強度運動或休息，其中高強度階段的心率須達最大運動心率85%以上。更多關於運動與心率的說明，詳見本書第5章。

(3) 食物熱效應：吸收也要花費能量

吃東西居然會消耗熱量！這叫做食物的熱效應（TEF），約占每日總能量消耗的 10%。不同食物需要的「消化成本」不盡相同，蛋白質消化成本為 20% 到 30%，也就是吃 100 大卡的蛋白質，身體要花 20 到 30 大卡去消耗；脂肪吸收要消耗的成本則是最少的。所以如果想加速代謝，選擇高蛋白飲食會是個好方法！

營養素	消化成本
蛋白質	20-30%
碳水化合物	5-10%
脂肪	2-3%

了解 TDEE 的組成部分，我們不僅更能管理好自己的代謝，還可以根據自身情況來調整飲食和運動計畫。

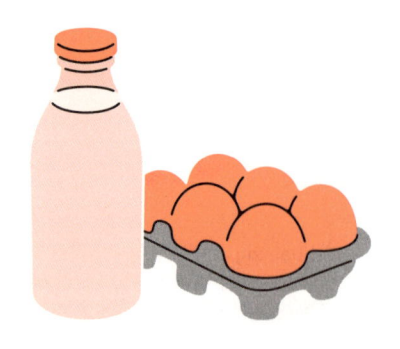

TDEE 的簡易計算

跟基礎代謝率相比,總活動量和食物熱效應不是那麼好計算,這裡有一套簡單的公式,能讓你更輕鬆判斷自己的 TDEE 有多少。先用前面提到的公式求出 BMR,再根據活動量去乘上對應係數:

活動量	活動係數	說明
靜態	1.2	久坐幾乎不動
輕度活動	1.375	快走等輕量運動
中度活動	1.55	1 小時重訓或有氧運動
高度活動	1.725	高強度訓練或粗重體力活

舉例來說,身高 160 公分,體重 60 公斤,年齡 35 歲的女性,BMR 算出來是 1,264 大卡。她做了 1 小時的重訓,活動係數為 1.55,所以當天的 TDEE 大約是 1,959 大卡。你會算了嗎?

1-3 怎麼減重，才不會導致代謝適應？

減重速度不要太快

減重，其實是一場和自己身體的對話。不是快就代表好，減重速度過快，身體可不會高興，甚至偷偷和你唱反調。慢慢來，才能持續讓體重下降。

哈佛醫學院專家建議，每週的減重速度最好控制在體重的 0.5% 到 1%。[5] 如果你是 90 公斤，每週減掉 0.45 到 0.9 公斤是比較健康的範圍。再快一些，身體可能會進入「節能模式」，導致新陳代謝變慢，連燃燒卡路里都開始偷懶，讓你後續更難維持體重。

減重速度太快，身體會優先燃燒肌肉來應急，不僅影響基礎代謝，還會讓你變得更疲憊、更容易復胖。這時候，適當的肌力訓練就能發揮關鍵作用，不僅能保住肌肉，還能提升整體代謝，讓減重的過程更加穩健。[6]

讓蛋白質成為你的最佳夥伴

在減重的過程中，蛋白質就像是你的左右手，幫助你守住肌肉。蛋白質能增加飽腹感，提高食物的熱效應，讓你吃得飽，還能燃燒更多卡路里。

更棒的是，運動後補充蛋白質，能加速恢復身體機能，讓你用更好的狀態面對下一場挑戰。甚至，減重後暫時維持高蛋白質飲食，能降低復胖的風險，讓身體適應減下來的體重。

荷蘭研究發現，當受試者在減重後每天多攝取 48 公克蛋白質，他們的體重不僅更穩定，肌肉品質也明顯提升，比那些蛋白質攝取量不足的人，減少了更多脂肪反彈。[7]

生活中，高蛋白的食物來源並不難找，例如雞蛋、魚肉、豆腐，甚至一杯蛋白營養品，都是方便又健康的選擇。記得給自己每天加一點蛋白質，讓身體更有力氣對抗脂肪！

纖維能穩定血糖，維持飽足感

你知道嗎？很多人都忽略了飲食中的纖維，但纖維其實是減重的祕密武器！高纖維食物不僅能延長飽腹感，還會讓你不自覺吃得更少。

研究發現，餐前攝取 10 公克膳食纖維，不管來源是蔬菜或膳食纖維粉，都能降低飯後血糖高達 35%。[8]

吃精緻澱粉時，你的血糖像坐雲霄飛車一樣忽高忽低。一開始血糖飆高，接著又快速掉到谷底，這種急降會讓身體突然感覺沒有能量可以使用，甚至會出現心悸、手抖等低血糖症狀，這會提高身體的食慾，讓你忍不住想抓點東西吃。長此以往，就養成了吸收特別好、又特別容易餓的「易胖體質」。

但攝取纖維，特別是可溶性纖維，可以幫我們控制這場血糖雲霄飛車。纖維會和膽酸結合，阻止膽酸被重新吸收，身體就得動用更多膽固醇來製造新的膽酸，間接降低了「壞膽固醇」（低密度脂蛋白膽固醇，LDL）的濃度。

更厲害的是，纖維還會跟腸道菌群交朋友，產生短鏈脂肪酸，這些小小的分子能幫助調節腸胃健康、提升代謝，還能讓飽足感更持久。

纖維不僅穩定血糖、降低膽固醇，還能讓你擁有更健康的腸道和更舒服的生活節奏，真的是我們日常生活裡的隱形英雄！所以，下次買菜時，記得多挑一些蔬菜、菇類、筍類等，為自己打造一個更飽滿的餐盤。

1-4 間歇性熱量回補：減重也需要休息

減重時，身體會適應新的飲食模式，進入一種節能的平衡狀態，代謝放緩後，減重效果也會開始停滯。這時候，間歇性熱量回補就成了破解這個難題的關鍵。

間歇性熱量回補的概念其實很簡單：在減重期間，給身體一個短暫的「餵食期」，讓代謝重新回升。這樣的策略不僅能幫助你突破減重停滯，還能讓你的減重過程更輕鬆、更容易持續。重點是，熱量回補要攝取碳水化合物才有效，油脂較難達到促進代謝回升的效果。

短期熱量回補：小步伐調整

短期熱量回補（Diet Refeeds），是指每週挑一到兩天攝取接近維持體重所需的熱量，特別是增加碳水化合物的比例。

這時候千萬別說：「我在減肥，不要給我餵食！」因為這樣的「餵食」其實對你的代謝很有幫助。

根據《功能形態學與運動學期刊》上的研究，實驗全程七週，其中一組參與者每週安排兩天高碳飲食，接著五天保持低碳飲食，另一組則每天都維持低碳飲食。

結果顯示，那些有短期碳水化合物補給的參與者，不僅代謝率更高，還能更好的維持肌肉量。[9] 所以在減肥過程中，不妨給自己一到兩天的喘息時間，好好享受碳水帶來的滿足感！

長期熱量回補：間歇性休息

長期飲食回補（Diet Breaks），則是持續兩週甚至更久的熱量恢復期。在這段期間，攝取維持體重所需的熱量，幫助身體恢復到減肥前的代謝狀態。這可不是「放飛自我」，而是科學的讓身體有機會「休息一下」，補充適量的碳水，但不是無限制大吃。

研究發現，肥胖男性在減重過程中，每兩週就進行一次兩週的熱量回補，也就是減重兩週就休息兩週，但不是無限制大吃，每日熱量攝取維持在 TDEE 左右，比持續減重的人效果更好。[10]

實驗結束之後，間歇組平均減重 14.1 公斤，比持續組的 9.1 公斤還要多。更重要的是，間歇組不僅減掉

更多脂肪，還能有效維持基礎代謝。

這個結果告訴我們，休息不是懶惰，而是為了走得更遠。透過科學安排熱量回補，不僅能突破減重瓶頸，還能讓身體和心理長期保持健康狀態。

碳水化合物影響代謝與運動表現

熱量回補時，碳水化合物能幫助代謝回升，但油脂的效果就沒那麼好了。為什麼是**碳水循環**，而不是油脂循環？答案藏在我們身體對不同營養素的反應裡。

根據《國際肥胖與相關代謝疾病期刊》上的研究，碳水化合物和脂肪對身體的影響完全不同。[11] 研究讓 10 位健康女性進行實驗，比較三天碳水化合物過度攝取與三天脂肪過度攝取的結果，發現：

- 攝取碳水化合物能使血漿瘦素濃度增加 28%，並促進 7% 的額外 24 小時熱量燃燒。
- 攝取脂肪對瘦素濃度的影響不明顯，對能量消耗也幾乎沒有額外幫助。

瘦素是一種調節代謝和體重的重要荷爾蒙，當瘦素濃度上升時，身體的耗能也會跟著提高，這就是為什麼碳水化合物在代謝回升中扮演如此重要的角色。當然，前提是「適量」增加碳水，若過量增加碳水，還是可能

導致體脂上升，反而抵消瘦素帶來的好處。

碳水化合物不僅與代謝息息相關，對運動表現更是不可或缺，是運動時最直接、最有效率的能量來源。如果長期缺乏碳水，可能會感覺精力不足，訓練強度下降，甚至恢復速度也會變慢。

這也是為什麼碳水循環成為很多運動愛好者的飲食策略選擇。碳水循環讓我們在運動和飲食控制之間找到一個健康的平衡，既能提升運動表現，也能支持身體的代謝需求。

碳水循環：為代謝注入活力

碳水循環（Carb Cycling）是一種週期性調整碳水攝取量的飲食策略，不僅能幫助**增肌減脂**，還能避免長期低碳飲食帶來的負面影響。透過週期性的提高碳水化合物攝取量，對身體代謝有多重好處：

(1) 防止代謝下降

長期低碳飲食可能導致代謝率下降，讓身體進入「省電模式」。碳水循環可透過短期補充碳水，幫助代謝重新回升，維持高效率的燃燒狀態。

(2) 提升運動表現與恢復

碳水化合物是高強度運動的主要燃料，充足的碳水能確保肌肝醣儲備，讓你在訓練中保持能量充沛，同時促進運動後的肌肉修復與疲勞消除。

(3) 支援肌肉生長

碳水補充有助於將胺基酸運送到肌肉細胞，促進肌肉的修復和增長，對於增肌訓練者尤為重要。

(4) 維持能量與穩定情緒

低碳飲食可能導致精力不足或情緒波動，週期性提高碳水攝取量，能避免這些問題，讓身體和心情都保持在良好的狀態，更能配合聚餐與社交。

(5) 改善腸道健康

高碳日通常帶來更多來自全穀類和水果的膳食纖維，這些纖維能滋養腸道益菌，促進腸道菌群的平衡，進一步支持免疫功能與消化健康。

(6) 平衡荷爾蒙分泌

適當的碳水化合物攝取，能有效幫助維持瘦素、甲狀腺素、性荷爾蒙等內分泌正常濃度，支持代謝健康。

(7) 提升飲食的靈活性

　　相較於長期低碳飲食的單調與限制，碳水循環讓飲食計畫更加多元，減少倦怠感，提升執行的可持續性。

　　碳水化合物並非減肥的敵人，恰恰相反，碳水正是讓代謝重新啟動的關鍵燃料。透過科學的碳水循環策略，我們可以在減重旅途中平穩前行，既不犧牲健康，也能保持能量和好心情。適時「休息」，才是真正走向成功的智慧之道！

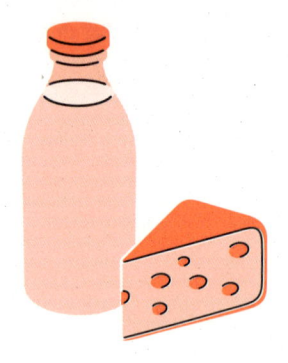

參考資料

1. 肥胖率排名：美屬薩摩亞（70.29%）、諾魯（69.65%）、托克勞（67.05%）、庫克群島（66.05%）、紐埃（63.71%），https://data.worldobesity.org/rankings/。
2. 體重維持階段，在飲食中以等熱量的碳水化合物替代脂肪時，三碘甲狀腺原氨酸（T3）濃度會增加；短期試驗中，當飲食中的碳水化合物被限制或熱量不足時，T3 和反三碘甲狀腺原氨酸（rT3）的濃度變化方向類似斷食。〈營養過剩時，飲食造成的甲狀腺激素代謝變化〉，（Dietary-Induced Alterations in Thyroid Hormone Metabolism during Overnutrition），《臨床研究期刊》（The Journal of Clinical Investigation），https://pubmed.ncbi.nlm.nih.gov/500814/。
3. 〈低碳水化合物減重飲食對認知和情緒的影響〉（Low-Carbohydrate Weight-Loss Diets. Effects on Cognition and Mood），《食慾》（Appetite），https://www.sciencedirect.com/science/article/abs/pii/S0195666308005515。
4. 〈非運動活動產熱在抗肥胖中的角色〉（Role of Nonexercise Activity Thermogenesis in Resistance to Fat Gain in Humans），《科學》（Science），https://doi.org/10.1126/science.283.5399.212。
5. 〈讓營養計算變得更容易〉（Calorie Counting Made Easy），哈佛健康出版（Harvard Health Publishing），https://www.health.harvard.edu/staying-healthy/calorie-counting-made-easy。
6. 〈高蛋白飲食與／或阻力訓練對過重與肥胖年長者在減重期間維持除脂體重的影響〉（Effect of a High-Protein Diet and/or Resistance Exercise on the Preservation of Fat-Free Mass During Weight Loss in Overweight and Obese Older Adults），《營養期刊》（Nutrition Journal），https://pubmed.ncbi.nlm.nih.gov/28166780/。
7. 〈高蛋白攝取有助於減重後的體重維持〉（High Protein Intake Sustains Weight Maintenance After Body Weight Loss in Humans），《國際肥胖與相關代謝疾病期刊》（International Journal of Obesity and Related Metabolic Disorders），https://pubmed.ncbi.nlm.nih.gov/14710168/。
8. 〈功能性膳食纖維對餐後血糖、能量攝取、飽足感、可口性與腸胃健康的影響〉（The Effects of Functional Fiber on Postprandial Glycemia, Energy Intake, Satiety, Palatability, and Gastrointestinal Wellbeing: A Randomized Crossover Trial），《營養期刊》，https://pubmed.ncbi.nlm.nih.gov/25066659/。
9. 〈間歇性能量限制可減緩阻力訓練者的除脂體重流失〉（Intermittent Energy Restriction Attenuates the Loss of Fat Free Mass in Resistance Trained Individuals: A Randomized Controlled Trial），《功能形態學與運動學期刊》（Journal of Functional Morphology and Kinesiology），https://pubmed.ncbi.nlm.nih.gov/33467235/。
10. 〈間歇性能量限制可提升肥胖男性的減重效率〉（Intermittent Energy Restriction Improves Weight Loss Efficiency in Obese Men: The MATADOR Study），《國際肥胖期刊》（International Journal of Obesity），https://pubmed.ncbi.nlm.nih.gov/28925405/。
11. 〈短期內攝取過量碳水化合物或脂肪對健康女性能量消耗與血漿瘦素濃度的影響〉（Effects of Short-Term Carbohydrate or Fat Overfeeding on Energy Expenditure and Plasma Leptin Concentrations in Healthy Female Subjects），《國際肥胖與相關代謝疾病期刊》，https://pubmed.ncbi.nlm.nih.gov/11126336/。

Ch.2 炭水化合物

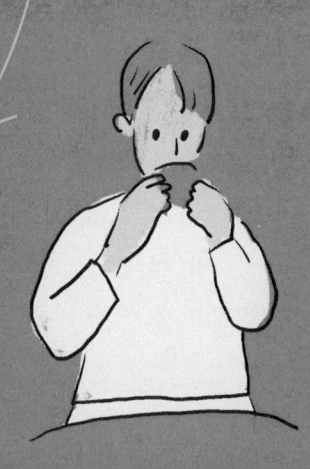

2-1 澱粉吃不胖的祕密

　　如何既能享受澱粉，又不發胖，甚至達成增肌減脂的目標？**碳水化合物**常被誤解為減重的頭號敵人，許多人視澱粉如洪水猛獸，避之唯恐不及。然而，只要掌握正確的攝取方式，碳水化合物不僅不會阻礙減脂，還能成為突破瓶頸的重要助力。

　　劉小姐是我的一位學員，初次見面，她脫口而出的第一句話是：「我已經很少吃澱粉了，為什麼還是瘦不下來？」

　　其實，劉小姐並不胖，她的體重長期維持在 61 到 63 公斤，但她的目標是降到 60 公斤以下。為了達成這個目標，她嘗試了各種方法，包括戒掉澱粉、規律運動，甚至參加馬拉松。

　　但無論再怎麼努力，體重數字始終停在「6」字頭，讓她倍感挫折。

2-1 澱粉吃不胖的祕密　037

　　我仔細了解她的飲食習慣後,告訴她:「你就是因為澱粉吃得不夠,才瘦不下來!」這句話對她來說,無疑是一記震撼彈。

　　接著,我建議她每週攝取精緻澱粉兩次,並且每次都要吃夠,至少每餐要有一碗飯的份量。聽我說完這些話,她驚訝得張大嘴巴,簡直不敢相信自己聽到什麼。那一刻,她的表情甚至還有一點感動。

　　以下,是她執行碳水循環的旅程:

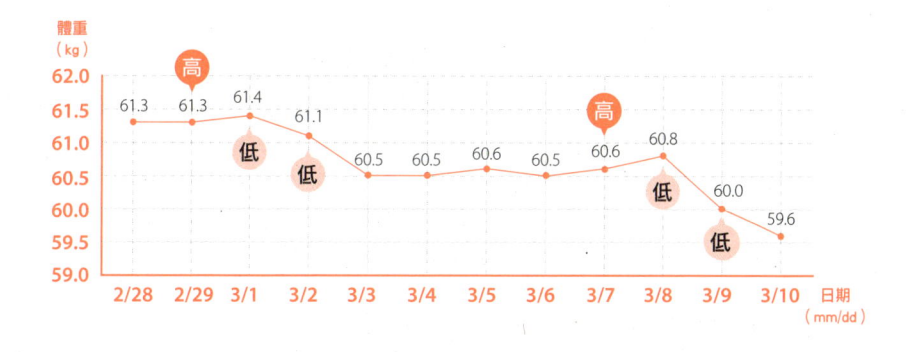

日期	飲食	體重變化
2/29	高碳	增加 0.1kg
3/1-2	低碳	減少 0.9kg
3/3-6	中碳	增加 0.1kg
3/7	高碳	增加 0.2kg
3/8-9	低碳	減少 1.2kg

在高碳日，劉小姐吃了飯、麵等澱粉，隔天體重確實稍微上升一些。接下來，則是安排了連續兩天的低碳日。在低碳日的時候，我們將碳水來源限制在蔬菜，完全避開飯、麵、糖，甚至連地瓜、水果、奶製品都暫時不碰。結果非常有趣，體重不僅回到之前的數字，還降得更低了！

　　接著，我們進入到中碳日，飲食恢復成較為均衡的狀態。這時候，劉小姐可以每天攝取適量的原型碳水化合物，例如糙米或地瓜。結果顯示，這樣的安排並不會讓體重反彈，反而穩穩保持在新的體重基準上。

　　隨後，我們再次進行了一次高碳日，接著是兩天的低碳日，體重果然再次下降。終於，劉小姐突破了長期的瓶頸，成功看到「5」字頭的體重。她告訴我，這是她十年來第一次看到「5」字頭，上一次還是因為腸胃炎呢！更驚喜的是，透過這樣的方式，她一路減到50出頭，整個人狀態極佳。

　　從數據可以看到，雖然每次高碳日後，體重會稍微上升，但只要經過低碳日的調整，體重不僅回落，還能突破原本停滯的數字。至於中碳日的設計，則是讓減下來的體重穩定維持，幫助身體慢慢適應新的體重與代謝狀態，這一步非常重要，因為中碳日能有效降低減重後復胖的風險。另外，劉小姐會在高碳日搭配喜歡的運動，提升燃脂效果。

藉由這個案例，我想告訴大家的是：**不要害怕碳水化合物，更不用將精緻澱粉拒於門外**。之所以會讓你變胖、甚至擔心得糖尿病，不是因為吃了澱粉，而是因為天天吃、過量吃，身體才無法處理。

接下來，我會從碳水的儲存與代謝來說明，為什麼脂肪會堆積，甚至演變成糖尿病。簡單來說，澱粉吃下肚後，身體會將之轉換成葡萄糖，當你的活動量不足或產生胰島素阻抗*時，這些多餘的葡萄糖就會變成脂肪存進身體裡。

那怎麼吃澱粉才不會變胖呢？麵包、米飯到底怎麼吃才能心安理得？其實很簡單，重點就在於「別讓澱粉變成脂肪」就好。你可能會問：「醫生，你說的這種事可能嗎？」當然可能！要破解這個問題，我們就要先來了解澱粉吸收與代謝的旅程。

澱粉的旅程：從食物到能量儲存

當你吃掉一塊麵包，這塊麵包會在身體裡經歷一段旅程。它先在口腔裡被澱粉酶分解，經過胃部到小腸，最後變成葡萄糖，就像把大積木拆成小積木一樣。

＊編注：胰島素阻抗與肥胖、過度攝取碳水化合物、基因等有關。當身體對胰島素產生阻抗，就無法有效控制血糖，進一步出現高血糖症狀。

當這些葡萄糖進入血液後，身體會把它們送去哪裡呢？就像回家要給行李找個位置，身體也需要幫這些「能量行李」找個暫存空間。正常情況下，大約 80% 會送到肌肉裡，剩下 20% 送到肝臟，在那裡統統變成「肝醣」。

那麼，什麼時候澱粉會變成脂肪呢？就像衣櫃和儲藏室都塞滿了，新買的東西只能堆在客廳。當肌肉和肝臟存不下更多肝醣時，多餘的葡萄糖就會變成脂肪，開始在皮下、內臟周圍，甚至肝臟裡落腳。

簡單來說，我們的身體有兩種存糖方式：==短期儲存就像衣櫃裡隨時可取用的衣服，這是我們的肝醣系統；長期收納則像季節性衣物的儲藏室，這就是我們的脂肪系統。==

❖ 有些人吃澱粉會胖，有些不會？

想像一下，我們的肝臟就像是一個小型倉庫，最多只能存 100 公克澱粉，將近兩碗白飯的量；肌肉則是另一個更大的倉庫。

如果你經常運動，擁有結實的肌肉，這個倉庫就會特別大，可以存放 500 公克澱粉！如果你是個都不運動的人，很有可能你的肌肉，只能存放 100 公克澱粉，和肝臟一樣。

舉個例子，一個健身的人，如果已經三天沒吃任何

碳水化合物,就算他一口氣吃了十條地瓜,這些地瓜也幾乎不會變成脂肪,因為他的「肌肉倉庫」夠大,能夠全部收納。

但對很少運動的人來說,情況就不太一樣了。這些人的「肌肉倉庫」可能跟肝臟差不多大,兩個倉庫加起來只能存 200 公克左右的澱粉。

這意味著什麼呢?光是一盤炒飯配一杯全糖珍奶,倉庫可能就要爆啦!存不進去的,只好變成脂肪堆積在腰、臀、肝臟等地方。

這也解釋了,為什麼男女減重的難度會差這麼多。男生天生擁有較多肌肉,「倉庫空間」自然比較大,跟女生比起來,吃下較多澱粉還是不會變胖。

❖ 碳水循環可控制澱粉攝取過量

假如每天吃大量澱粉會怎樣呢?我再用房子來打個比方。我們的身體就像一間房子,儲藏用的倉庫大小固定,用來存放食物。如果從超市買回來的東西剛好能放進倉庫,體重就不會增加。

但如果買得太多,超出倉庫容量,東西就會堆滿整間房子。這就像是我們身體裡的脂肪開始在血液、肝臟、胰臟和心臟周圍堆積。雜亂的房子容易引發安全問題,體內脂肪細胞過多,也會釋放導致發炎的物質。

所以我們該如何改善房子的環境呢?就像定期整理

房間一樣，透過規律的碳水循環，身體的「能量倉庫」就能有效收納，胰島素也能更有效率的工作。更棒的是，我們還能擴建這間倉庫！前面提到，擁有愈多肌肉的人，倉庫空間就會愈大，也就是說，想要吃澱粉又不怕胖，除了聰明調整碳水化合物攝取，增加肌肉量更是關鍵。

碳水循環筆記

2-2 碳水循環怎麼吃？

雖然碳水循環主要在談碳水化合物，但在吃碳水之前，絕對不能忽略**蛋白質**和**纖維**的攝取！

維持日常健康，每天每公斤體重需要吃 0.8 到 1 公克左右的蛋白質；如果你有在運動，或是正在減重，蛋白質建議攝取量為每公斤體重 1.2 到 2 公克。

以我的體重 70 公斤為例，我每天大約會攝取 110 公克左右的蛋白質，差不多就是早餐一瓶 400 毫升豆漿加兩顆蛋，午、晚餐各一片掌心大的瘦肉，運動完再喝一份高蛋白飲。關於蛋白質的具體攝取細節，下一章會深入討論。

至於纖維，每天至少攝取六個拳頭大份量的蔬菜。依照專家建議，男性一天應攝取約 38 公克膳食纖維，女性則需要 24 公克。簡單來說，一個拳頭大小的生菜約含有 4 公克纖維，大家可以檢視自己是否吃足這個量。

當我們攝取了足夠的蛋白質和纖維時，飯後血糖會變得非常穩定，這表示胰島素不會分泌過量，脂肪就能順利燃燒。此外，飽足感也會延長，原本飯後兩小時就會覺得餓，可能變成三小時甚至更久。

當蛋白質和纖維攝取足夠後，我們就可以挑選自己想吃的碳水化合物了。高碳水的主要來源為**精緻澱粉**，抓一個拳頭或碗的量；中碳水是**原型澱粉**，分量約半個拳頭或碗；低碳水則主要從**蔬菜**攝取。常見食物如下，更詳細的種類請參看右表：

- **高碳水**：米類、麵粉及糖製品，如白米、麵條、麵包、包子、饅頭等。
- **中碳水**：未精製全穀類、根莖類，如糙米、鋼切燕麥、地瓜、玉米等。
- **低碳水**：各種蔬菜、菇類，如高麗菜、大番茄、香菇、竹筍、茄子等。

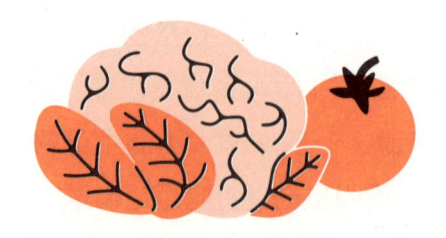

各種碳水化合物的飲食選擇

食物種類	高碳水	中碳水	低碳水
米類	白米、泰國米 糯米、紫糯米	糙米	蒟蒻米 花椰菜米*
麵粉製品	白麵包、歐式麵包 麵條、水餃	德國裸麥麵包	麵筋、麵腸 蒟蒻麵、豆腐麵
五穀雜糧	即食燕麥片 玉米片、燕麥奶	原型燕麥粒 鋼切燕麥	藜麥
根莖類	馬鈴薯	芋頭、山藥、玉米 地瓜、南瓜、蓮藕	紅蘿蔔、白蘿蔔 竹筍
豆類	綠豆沙、紅豆沙 鷹嘴豆泥	綠豆、純綠豆冬粉 紅豆、鷹嘴豆	黑豆、毛豆、菜豆
水果	果乾、香蕉、葡萄 芒果、荔枝、榴槤	蘋果、梨子 桃子、櫻桃	藍莓、草莓 覆盆子、檸檬

＊作者注：嚴格來說，蒟蒻米、花椰菜米不算米類，而是以低碳水食物做成米的樣子，可當成低碳日的替代品。下欄的蒟蒻麵、豆腐麵也是一樣。

碳水循環的運作原則

說了這麼多，你可能最想知道的還是碳水循環到底要怎麼安排飲食，我先用一組菜單來簡單介紹高、中、低碳日的飲食內容，再告訴你為什麼利用碳水循環可以穩定血糖、加速燃脂、刺激代謝，並打破減重停滯期。

	高碳日	中碳日	低碳日
早餐	牛奶 荷包蛋 吐司	豆漿 蔥花蛋 地瓜	咖啡 水煮蛋 藍莓
午餐	蔬菜沙拉 鮭魚排 義大利麵	蘋果 雞胸肉 水煮玉米	鮪魚沙拉 涼拌豆腐 蒟蒻米炒菇
晚餐	炒青菜 雞腿排 白飯	燙青菜 烤豬肉片 糙米飯	蒸蛋 煎鯖魚 番茄蔬菜湯

在高碳日可適量吃一些精緻澱粉，增加碳水化合物的攝取，短暫提高代謝速度，幫助突破體重停滯。中碳日則選擇糙米、地瓜等原型澱粉做為主食，能穩定血糖與胰島素，維持腸道健康。低碳日所有的碳水化合物主要來自蔬菜，當身體減少碳水攝取，就會開始燃燒脂肪供能，達成減重的效果。

碳水循環的體重變化曲線顯示，高碳日後體重稍升，但運動可將碳水化合物轉為肝醣儲存，並繼續燃燒脂肪。關於碳水循環如何搭配運動，後面章節會詳述。如果想維持體重，大餐後隔天安排一天低碳日；若要減重，則進行兩天低碳日。這樣搭配，不僅能刺激代謝，也避免飲食單調導致體重停滯。

　　低碳日後，體重會下降到新基準，身體逐漸適應以燃燒脂肪為主，並清空多餘肝醣。此過程能提升胰島素敏感度，並啟動細胞自噬*，延緩老化。

　　碳水循環的核心，是找到飲食與代謝的平衡點；碳水循環的起點，則是**中碳日**。中碳日不僅是生活中最容易實行的一天，更是讓身體穩定運行的基礎。透過攝取健康的原型澱粉，配合適量的蛋白質與蔬菜，既不容易囤積脂肪，也能避免代謝下降。接下來，我會告訴你如何打造健康且實用的中碳日，並在生活中靈活應用。

＊作者注：細胞自噬是身體在處理受損細胞組件時的「清道夫」機制。它就像是一位細心的管家，負責清除身體的老舊零件，維持細胞健康運作。

2-3 中碳日：健康吃澱粉

中碳日是碳水循環的起點與基礎，假如你從來沒有嘗試過碳水循環，建議你先從一週的中碳日開始吃起。中碳日的碳水攝取原則，就是從健康的**原型澱粉**中攝取碳水化合物，例如糙米、地瓜、南瓜、原型燕麥粒，以及低糖水果、奶製品等等。

什麼是原型澱粉

原型澱粉是澱粉的天然型態，保留許多纖維、維生素和礦物質。精緻澱粉則去掉了原型澱粉的「外殼」，例如糙米的米糠被去掉了，變成白米；紅薏仁的外殼被去掉了，變成薏仁，口感較細緻卻減少了營養。

以下是一些較健康的原型碳水來源：

全穀物	糙米、紅薏仁	水生植物種子	蓮子、菱角
根莖類	地瓜、南瓜 蓮藕、栗子	水果	蘋果、芭樂 小番茄、莓果
豆類	綠豆、紅豆 扁豆	奶製品	無加糖優酪乳 牛奶

吃原型澱粉的好處

原型澱粉不會像精緻澱粉那樣,急急忙忙把能量釋放出來,而是慢慢的、穩穩的釋放能量,吃下後血糖和胰島素就不會像坐雲霄飛車一樣飆高。更棒的是,正因原型澱粉被人體吸收較慢,對胰島素的刺激小,就比較不會變成惱人的脂肪,也特別讓人有飽足感。

除此之外,原型澱粉還是腸道健康的守護者,其中富含的纖維就像是腸道清潔工,不只能幫助維持腸道菌群的平衡,還能減少體內發炎。可見原型澱粉不只是減重的好幫手,更是我們健康的好夥伴。

原型澱粉還有一個特點,就是升糖指數低。對有在減重和控糖的人來說,經常會聽到升糖指數,接下來就讓我們一起來了解什麼是升糖指數,聰明選擇對身體更好的食物吧!

什麼是升糖指數

升糖指數（Glycemic Index, GI）就是我們常聽到的 **GI 值**，是衡量食物影響血糖上升幅度的重要指標，代表碳水化合物的吸收速度和刺激胰島素的程度。那升糖指數是怎麼算出來的呢？讓我用一張圖來跟大家解釋：

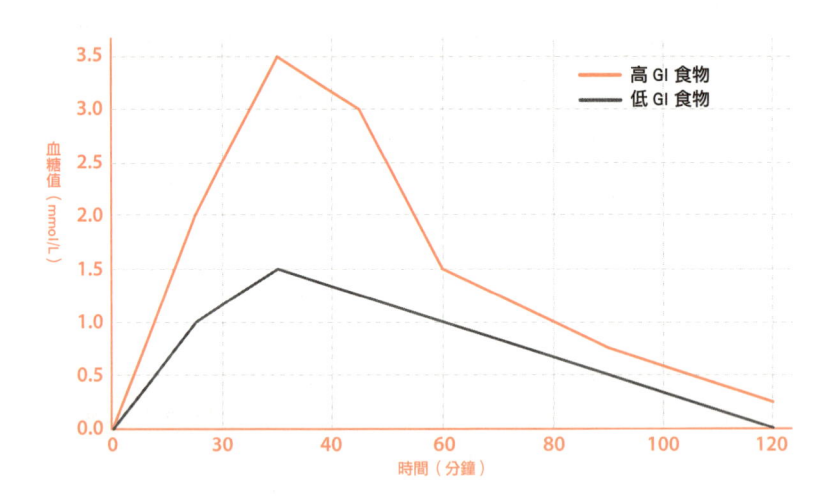

這張圖的兩條線，是兩種食物在我們身體裡的血糖變化。用遊樂設施來比喻，橘線是高 GI 食物，就像是快速衝刺的雲霄飛車；而灰線是低 GI 食物，比較像是悠閒的遊園列車。

所以這個 GI 值是怎麼測出來的呢？首先設定基準點，讓志願者吃下 50 公克的葡萄糖。在接下來的兩個

小時內,記錄他們的血糖變化,這時候畫出來就會像是上面那條橘線的雲霄飛車軌道。把這條橘線以下的面積定義為 100,這就是標準值。

接著,假設要測試的是地瓜的 GI 值,就讓志願者吃下含有相同糖分的地瓜(約 180 公克,一般便利商店賣的烤地瓜大小),然後同樣追蹤兩小時的血糖變化,就會得到像灰線這樣的軌道。如果灰線以下面積是橘線以下面積的 70%,那麼地瓜的 GI 值就是 70。

聰明的你一定發現了,為什麼葡萄糖的 GI 值是 100?因為這就是參考標準!就像學校考試我們把滿分定義為 100 分一樣。

各種食物的升糖指數

升糖指數就像是食物被吃下肚後,在身體裡的「趕路速度」。高 GI 的食物,就像是飆車趕路,快速進入血液;至於低 GI 的食物,則像是悠閒散步,慢慢被身體吸收。

當食物飆車般快速衝進血液時,我們的胰島素就會像交通警察一樣,急急忙忙出動管制。這些追捕「飆車族」的胰島素,不只幫我們存起食物的熱量,還會降低脂肪燃燒的速度。

下圖是常見食物平均GI值（不同來源略有差異），也可以說是食物的「血糖影響力排行榜」。[1]

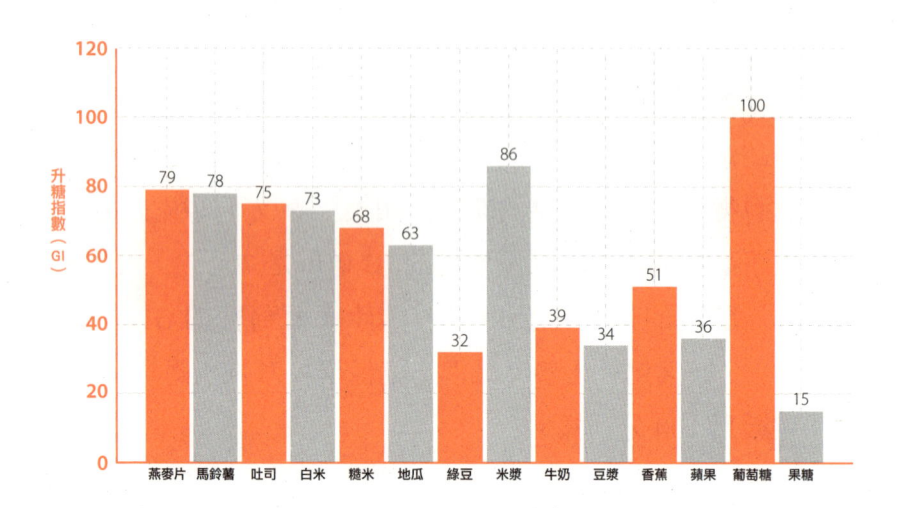

食物	GI值
燕麥片	79
馬鈴薯	78
吐司	75
白米	73
糙米	68
地瓜	63
綠豆	32
米漿	86
牛奶	39
豆漿	34
香蕉	51
蘋果	36
葡萄糖	100
果糖	15

通常含有較多纖維、沒有加工過的食物，GI值都比較低。舉個例子，如果要選擇主食，隨沖即食燕麥片的GI值是79，馬鈴薯是78，吐司是75，白米是73，地瓜比較溫和，只有63，最讓人驚喜的是綠豆，才32。

所以，相較起來，米飯比麵食好，糙米比白米健康，地瓜的表現更優秀！想喝點甜湯時，建議選擇無糖綠豆湯（可加羅漢果糖調味），因為綠豆GI值只有地瓜的一半左右。其實不只綠豆，如果想吃豆類，紅豆、鷹嘴豆和毛豆，都是低GI的好選擇。

低 GI 飲食對減重更有利

西班牙研究團隊找來 32 人進行為期八週的實驗，期間所有人都吃相同熱量、相同營養比例的食物，唯一的差別就是 GI 值。[2] 結果顯示：

- 低 GI 組，八週減重 7.5 公斤。
- 高 GI 組，八週減重 5.3 公斤。

高 GI 組的減重速度整整慢了 30%！為什麼會這樣？胰島素的分泌是關鍵。吃下高 GI 食物時，血糖會快速上升，身體立即分泌大量胰島素來應對。胰島素是一種儲存荷爾蒙，濃度升高時不僅會促進脂肪儲存，還會抑制脂肪的燃燒。長期處於高胰島素狀態，身體對胰島素的反應可能會變得遲鈍，這就是所謂的「胰島素阻抗」，不利於脂肪的代謝和燃燒。

❖ 米類的升糖指數

要特別提醒大家的是，加工程度愈少的米，升糖指數愈低。像糙米的 GI 值是 68，去糠後的白米 GI 值是 73。把米煮成稀飯，GI 值高達 78；磨成米漿，GI 值則高達 86 左右。這是因為加工後，身體更容易吸收，就像是幫食物「開了快車道」一樣。

此外,米的品種也會影響到升糖指數。一般人以為紫米是健康食品,減重時可以多吃,事實上,市售紫米是糯米的一種,屬於精緻澱粉,不只 GI 值比白米高,抗性澱粉還特別少,更容易讓人消化不良。若改選擇黑米,則抗性澱粉含量高於白米,GI 值也稍低於白米。

❖ 燕麥的升糖指數

除了米之外,燕麥也是可以選擇的主食來源。但是跟米一樣,不同加工的燕麥製品,會帶給我們身體截然不同的反應。以下是從最原始到最精緻,五種燕麥片的 GI 值(因品牌與烹調時間不同而異):

傳統燕麥片	冷泡燕麥片	烘烤燕麥片	快煮燕麥片	即食燕麥片
53	56	56	71	75

即食燕麥片顧名思義,打開包裝就可以食用;快煮燕麥片則需要用熱水沖泡,約三分鐘後可食用。兩種都是把燕麥磨成粉狀或小顆粒,容易消化吸收,GI 值也相對較高。

烘烤燕麥片(Granola)混合了燕麥片和堅果,再淋上蜂蜜或糖漿烤製而成;冷泡燕麥片(Muesli)是新鮮的生燕麥片,搭配堅果、種子,有時還會加入水果。這兩種燕麥相較之下加工較少,因此 GI 值較低。

傳統燕麥片,GI 值和地瓜差不多,則是更健康的

選擇。至於燕麥奶？你可千萬別被廣告上的健康形象給騙了，燕麥奶跟米漿一樣，都是經過研磨和精緻加工的產品，會讓血糖波動明顯升高！

同理可證，幾乎所有麵包都是高 GI 的精緻澱粉，包括一般人覺得很健康的全麥麵包。白麵包的 GI 值是 75，全麥麵包的 GI 值是 74，根本不遑多讓。少數的例外是加工較少的穀物麵包，如德國裸麥麵包（Pumpernickel），GI 值只有 53。

❖ 根莖類的升糖指數

吃根莖類蔬菜取代白飯當成主食，不但熱量較低，GI 值也較低，抗性澱粉含量更高。不過，根莖類蔬菜依升糖指數可分為中高、中、低三種等級，想要減重，應多吃低升糖指數的根莖類。

常見根莖類升糖指數

中高 GI	中 GI				
馬鈴薯	地瓜	南瓜	山藥	芋頭	玉米
78	63	60	55	53	52
低 GI					
牛蒡	紅蘿蔔	蓮藕	白蘿蔔	苦瓜	生紅蘿蔔
45	46	38	26	24	16

要特別注意的是,升糖指數會因烹調方式而浮動。以紅蘿蔔為例,生的時候 GI 值是 16,煮熟變成 46,放冷後可能回到 30 左右。其他根莖類也是一樣,這是因為抗性澱粉的升糖指數較低,但煮熟後會變少,放冷後會增加。

什麼是抗性澱粉

抗性澱粉不會被小腸吸收變成血糖,所以升糖指數低,吃進去後血糖不會快速上升,熱量也比一般澱粉低。一般澱粉進入到小腸就會被消化吸收,變成血糖;但抗性澱粉不會被小腸吸收,會直接到大腸。大腸裡的好菌會把抗性澱粉當食物吃掉,產生短鏈脂肪酸。短鏈脂肪酸能幫助腸道修復細胞、降低發炎反應、增加飽足感,因此食用抗性澱粉的好處很多。

不過抗性澱粉和低 GI 澱粉,是兩個不同的概念。以馬鈴薯為例,生的時候富含抗性澱粉,但煮熟後抗性澱粉就變了,GI 值反而升高。有趣的是,冷藏後部分澱粉又會重新變成抗性澱粉,GI 值也隨之下降。

糖的種類與好壞

減重時能不能喝牛奶、吃水果呢？答案是可以的！雖然牛奶和水果都含有糖分，是碳水化合物的一種，但食物的好壞不能只看升糖指數。因為升糖指數只能用來判斷澱粉吸收的快慢，不能用來評估糖的好壞。

告訴大家一個令人意外的事實：

◆ **糖的升糖指數排序**
 麥芽糖＝葡萄糖＞蔗糖＞乳糖＞果糖

◆ **對身體的好壞順序**
 乳糖＞麥芽糖＝葡萄糖＞蔗糖＞果糖

不過這並不代表富含果糖的水果不能吃，或是富含乳糖的牛奶可以無限飲用。為了讓你更清楚糖的好壞，我要來深入談談「糖」與「醣」的區別。

JJ 醫師提醒

澱粉是一種多醣，當我們吃下澱粉後，體內消化酶會將其分解為葡萄糖，最後再變成肝醣儲存在肌肉和肝臟裡。肝醣的結構和澱粉其實非常類似，所以吃鵝肝、鴨肝，也是會吃到一些「動物性」澱粉的。

簡單來說，碳水化合物是一個大家族，底下的「醣」包括所有的單醣（如葡萄糖和果糖）、雙醣（如蔗糖、乳糖和麥芽糖），與多醣（如澱粉、肝醣和纖維素）。前面一直提到的「澱粉」，其實也是「醣」的其中一種形式。

單醣是最簡單的糖類形式，不能再被分解成更簡單的糖。葡萄糖是最常見的單醣，會直接參與身體的能量代謝過程，其他單醣還有半乳糖、果糖等。

雙醣則是由兩個單醣分子透過化學鍵結合而成，如蔗糖就是一個葡萄糖和一個果糖結合的雙醣，其他雙醣還有乳糖、麥芽糖等。飲料店加的砂糖、冰糖，其實都屬於蔗糖，吃下去就等於吃了葡萄糖和果糖；牛奶裡面有乳糖，所以有乳糖不耐的人喝了容易脹氣腹瀉。

❖ 常見糖類對血糖的影響

前面提到，麥芽糖與葡萄糖的升糖指數較高，果糖的升糖指數最低。以下是食用這些糖類後，對血糖造成的影響與變化。

麥芽糖：麥芽糖是一種雙醣，由兩個葡萄糖分子組成。麥芽糖的 GI 值非常高，大約在 105 左右。這是因為，麥芽糖中的葡萄糖單位能迅速轉化為血糖，因此對血糖濃度的影響，比葡萄糖更加直接和快速。

葡萄糖：葡萄糖被設為 GI 值的基準點，通常是 100。這表示葡萄糖能迅速且直接提升血糖濃度，是衡量其他食物升糖指數的參考標準。

蔗糖：蔗糖是一種雙醣，由一個葡萄糖分子和一個果糖分子組成。蔗糖的 GI 值通常在 70 左右，這意味著食用蔗糖後，血糖濃度提升速度比葡萄糖慢，但仍然可以顯著提升血糖。

「果糖是好糖」的假象

因為不易提升血糖，果糖一度被認為是「好糖」。1960 年代，高果糖玉米糖漿問世，憑藉低成本迅速席捲市場。短短 20 年間，從餅乾到調味醬，果糖已無處不在。然而，隨著美國糖尿病與心血管疾病率持續攀升，果糖的「好糖」形象逐漸受到質疑。

1980 年，丹麥一項研究找來健康年輕人分組實驗，讓他們在一週內攝取等熱量的果糖或葡萄糖。[3] 結果發現，果糖組的胰島素敏感度下降明顯，葡萄糖組則保持正常，果糖從此陷入健康爭議的風暴中心。

乳糖：乳糖是一種雙醣，由一個葡萄糖分子和一個半乳糖分子組成，GI 值一般在 46 左右。升糖指數比葡萄糖低，因此影響血糖的速度比葡萄糖慢。

果糖：果糖的 GI 值相對較低，大約在 19 到 23 之間。主要在肝臟代謝，對血糖的直接影響較小，升糖指數遠低於葡萄糖，但是對健康最沒有幫助，對身體的破壞力最大！

❖ 減重可以吃水果嗎？

水果富含膳食纖維、維生素 C 和其他營養素，適當攝取有益健康，卻不宜過量。因為人體在攝取水果後，雖然會吸收代謝果糖，但代謝能力有限，過量攝取仍會轉化為脂肪。

==每日果糖攝取量，建議為每公斤體重 0.5 公克==。也就是說，60 公斤的人每天可攝取約 30g 果糖，相當於兩個拳頭大小的低糖量水果。高糖量水果的攝取，建議一天不要超過一個拳頭大小。適量攝取水果，才能避免果糖累積成脂肪。

由於果糖需經肝臟代謝，無法直接進入血液，因此水果的 GI 值通常不高。但 GI 值只是反映食物對血糖濃度的影響速度，並不等於含糖量。攝取水果，應使用「含糖量」來區分高糖量水果、中糖量水果以及低糖量水果。

水果種類	碳水化合物含量（每 100g）	含糖量（每 100g）	每單位水果平均含糖量
高糖量水果（≥12g）			
葡萄	18g	約 16g	約 1g（一顆）
榴槤	27g	約 15g	約 75g（一片）
荔枝	17g	約 15g	約 1.5g（一顆）
芒果	17g	約 14g	約 28g（中等大小）
香蕉	22-27g	約 12g	約 17g（中等大小）
中糖量水果（8-11g）			
蘋果	14g	約 10-11g	約 19g（中等大小）
水梨	14g	約 10g	約 17g（中等大小）
鳳梨	12g	約 10g	約 16g（一片）
柳橙	12g	約 9g	約 12g（中等大小）
奇異果	10g	約 9g	約 9g（一顆）
櫻桃	13g	約 8-9g	約 0.4g（一顆）
桃子	10-11g	約 8-9g	約 14g（中等大小）
低糖量水果（≤7g）			
藍莓	9g	約 7g	約 0.1g（一顆）
草莓	7-8g	約 4-5g	約 1g（一顆）
覆盆子	5-6g	約 4g	約 0.1g（一顆）
檸檬	6-9g	約 2-3g	約 2-3g（一顆）

❖ 減重可以喝牛奶嗎？

有不少人認為全脂牛奶會導致肥胖，但研究顯示，適量飲用全脂乳製品可能幫助體重控制。

美國哈佛大學公共衛生學院一項長達 18 年的大型研究發現，飲用全脂牛奶的人罹患肥胖的風險降低了 15%，相較於低脂或脫脂牛奶，全脂牛奶與較低的肥胖風險呈現正相關。[4] 此外，瑞典隆德大學的研究也支持這一觀點，他們發現高脂乳製品的攝取與較低的中央肥胖風險有關。[5] 研究指出，乳製品中的脂肪能提高飽足感，能控制熱量攝取，避免因飢餓而進食過多。

至於其他乳製品，如優格含有大量益生菌，對腸道健康與消化系統有顯著幫助；起司是一種營養密度極高的食物，富含蛋白質、鈣，以及多種維生素與礦物質，適量攝取對減重同樣有助益。

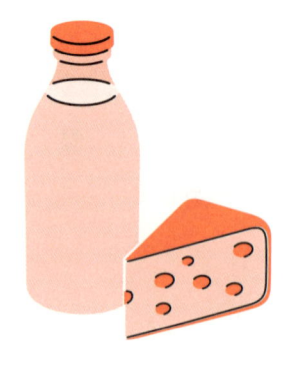

乳糖不耐症的因應

乳糖存在於牛奶及乳製品中，需靠乳糖酶分解成葡萄糖與半乳糖，供人體吸收。乳糖不耐症是因為乳糖酶活性不足，無法在小腸中有效分解，導致進入大腸後被細菌發酵，產生氣體和副產物，進而引起腹脹、腹痛、腹瀉等症狀。這種情況在亞洲與非洲族群特別常見，因為牛奶在這些地區的飲食並不常見，導致基因未發展出持續分泌乳糖酶的特性。

如患有乳糖不耐症，飲食上建議：

- 選擇乳糖分解產品，如無乳糖牛奶，這類產品已將乳糖分解，較容易消化。
- 改食用替代品，如豆奶等非乳製品，既不含乳糖，也能提供良好的營養來源。
- 注意飲食均衡，補充鈣質、蛋白質等必要營養。

2-4 高碳日：
打破減重停滯期

　　經過了一週的中碳日調整，血糖與胰島素已逐漸穩定，是時候安排一天的高碳日了！高碳日透過增加碳水化合物的攝取來刺激代謝與增肌，是非常實用的策略。在這一天，可以適量吃一些**精緻澱粉**，例如麵包、貝果、白飯，甚至義大利麵等等。

　　高碳日的設計，主要是為了跨越許多人在減重過程中常見的障礙，也就是我們在第 1 章提到的「代謝適應」。剛開始採用健康飲食時，體重通常會快速下降；隨著時間推移，體重卻變得停滯不前。這是因為身體進入節能模式，代謝速率降低，讓減重更加困難。暫時增加碳水化合物的攝取，能讓身體感覺能量充足，進而短暫提高代謝速率，幫助突破體重停滯。

　　不過高碳日並不是無限制大吃，而是有計畫的增加碳水攝取，並結合規律運動。運動能將碳水化合物儲存

爲肌肉中的肝醣，而非轉化爲脂肪。高碳日能靈活調整代謝、提升燃脂效率，同時減少飲食限制帶來的壓力，讓減重過程更輕鬆，效果更持久。

什麼是精緻澱粉

高碳日的飲食關鍵在於選擇乾淨精緻澱粉。相較於天然的原型澱粉，精緻澱粉指的是經過加工處理的澱粉食品，根據加工方式的不同，可進一步分爲「**乾淨精緻澱粉**」和「**高油脂精緻澱粉**」。

❖ 乾淨精緻澱粉

例如白飯、蕎麥麵、義大利麵、貝果、歐式麵包、即食燕麥片、馬鈴薯等。這些食品的熱量與原型澱粉相近，但升糖指數較高，進食後血糖和胰島素會快速上升。這類澱粉適合在高碳日食用，尤其是在運動前一餐攝取，能快速提供能量，增強訓練中的爆發力，同時刺激新陳代謝。

❖ 高油脂精緻澱粉

例如炒飯、炒麵、焗麵、台式麵包、薯條等。這類澱粉在製作過中會加入大量油脂，導致熱量遠高於乾淨精緻澱粉和原型澱粉。例如，100公克的薯條熱量高達

311 大卡,而烤馬鈴薯僅 93 大卡。此外,高油脂澱粉的飽足感低,兩包大薯遠不如一顆水煮馬鈴薯來得有飽腹感。

假如高碳日吃了炒飯、泡麵、麵包或薯條等高油脂澱粉,熱量負擔會大幅增加,導致脂肪囤積。真的想偶爾享用,建議搭配更多運動,或根據醫師建議適量使用阻脂型補充品,減少油脂吸收,避免高油脂損害健康。

此外,高碳日應控制在每週 1 至 2 天,過多的高碳日或精緻澱粉攝取,會導致血糖和胰島素升高,讓身體進入儲存模式,增加減重的困難。

為什麼高碳日要搭配運動

我一直強調高碳日要搭配運動,因為運動後,身體會優先使用脂肪供能,同時將碳水化合物儲存為肝醣,用來修補和備戰下一次運動。假如你沒運動就吃大量澱粉,身體的儲存模式全開,吃下去的碳水多半會被轉化為脂肪。

加拿大的一項研究就說明了,運動後吃下精緻澱粉,比沒運動的人燃燒掉更多脂肪。[6] 研究將受試者根據不同活動分成三組:

- **第一組**：什麼都不做，休息 3 小時。這些人完全躺平，讓身體以最低消耗運行。
- **第二組**：低強度運動，連續 3 小時。這類運動包括快走，節奏輕鬆，運動時還能一邊聊天，屬於悠閒型燃脂。
- **第三組**：中強度運動，連續 3 小時。像慢跑或踩腳踏車，強度略高但不過度。運動時雖喘，但仍能講完一句話，屬於認真型燃脂。

活動結束後，實驗人員立刻讓這些受試者吃下 400 公克的義大利麵，用來測試不同活動後身體對於脂肪的代謝效果：

- **休息組**：生成了 4.6 公克脂肪。
- **低強度運動組**：燃燒了 14.1 公克脂肪。
- **中強度運動組**：燃燒了 32.3 公克脂肪。

有運動的人，即使吃下一大盤義大利麵，也能持續燃脂、修復肌肉；至於沒運動的人，吃下去的碳水只會變成脂肪囤積。

這告訴我們，運動不僅是為了燃燒熱量，更是為了引導身體「聰明使用」能量，讓減重事半功倍！關於碳水循環飲食與運動的搭配，本書第 5 章有更詳盡的說明。

2-5 低碳日：啟動脂肪燃燒

在低碳日，所有碳水化合物都應來自蔬菜、菇類、筍類和瓜類，如高麗菜、大白菜、洋蔥、竹筍、茄子、白蘿蔔和莓果等。避免糖、米飯、麵食、地瓜及其他高澱粉或高糖量水果，才不會攝取過多的碳水化合物。

同時，低碳日需要攝取更多蛋白質量來平衡能量與營養。一日三餐，每餐都要包含足夠的蛋白質與蔬菜。例如，每餐攝取相當於掌心大小的瘦肉、海鮮、豆腐或蛋，搭配兩到三個拳頭大小的蔬菜量。食用蔬菜不僅能提供飽足感，還可補充纖維和維生素，幫助消化與維持健康。

對於特殊族群，如青少年、孕婦、糖尿病患者以及老年人，不建議執行過於嚴格的低碳飲食，以免引發低血糖或營養失衡。

低碳日如果感到疲勞或頭暈，可能是因血糖偏低、

脂肪燃燒不足，導致能量供應不穩定所致。此時可採用「中低碳」的飲食策略，每餐加入少量豆類，如紅豆、綠豆、鷹嘴豆或藜麥，這些澱粉類的 GI 值僅有地瓜的一半，是低碳日的理想選擇。

從燃燒碳水到燃燒脂肪

很多人在開始執行低碳日之後，覺得疲倦、無力，甚至有點頭暈。別擔心，這並不是你的身體出了問題，而是代謝靈活性正在「重新訓練」。

當我們的飲食長期以高碳水化合物為主，身體就會變得依賴「醣」，將其視為主要燃料；脂肪則像是倉庫裡的存貨，堆著卻沒人用。

但是當我們減少碳水攝取，身體開始燃燒脂肪供能，就像工廠能源從「燃煤」改成「天然氣」，雖然需要一點時間調整，但開始啟動後，能量來源就會變得更穩定且高效。

❖ 粒線體：燃脂好幫手

燃燒脂肪的關鍵，就藏在你的粒線體。粒線體是細胞裡的「火爐」，負責把食物轉換成能量。當粒線體功能不佳，身體就會處於「低能量狀態」，即使吃了東西還是沒力氣，精神也提不起來，這就是代謝靈活性變差

的典型表現。

　　想讓粒線體發揮作用，需要訓練它學會把脂肪當成燃料，低碳日就是這樣的訓練方式之一。

　　一旦身體適應以脂肪做為主要燃料，不僅可以快速燃脂，還能穩定供能，就不容易餓得發慌。更棒的是，當粒線體功能被重新喚醒，整體健康也會大幅提升，能抗發炎、延緩老化。

　　因此，低碳日的運作不只為了減重，更是訓練身體學會切換燃料的能力。當你成功改善代謝靈活性後，實行低碳日時會有這些好處：

- 脂肪成為穩定的主要能量來源。
- 減少低血糖或頭暈等不適感。
- 身體燃脂更有效率，精神更充沛。

　　為了讓粒線體正常發揮功能、提高代謝靈活性，我們需要攝取彩虹蔬果以對抗氧化壓力。

❖ 彩虹蔬果：抗氧化專家

　　彩虹蔬果包含了不同顏色的蔬菜與水果，富含膳食纖維、維生素、礦物質和強效抗氧化的植化素。多吃彩虹蔬果，搭配運動與良好睡眠，就能打造強健粒線體與健康身體。

下表是不同蔬果帶來的各種健康效益：

顏色	建議蔬果	健康效益
紅色	番茄、草莓、紅辣椒	含番茄紅素，能抗氧化、有助心血管健康
紫色	茄子、藍莓	富花青素，可保護視力、提升記憶、預防癌症
綠色	菠菜、花椰菜	含葉酸、維生素 C，能增強免疫力、促進骨骼健康
黃色	胡蘿蔔、南瓜、黃椒	富胡蘿蔔素，有助視力保健、降低癌症風險
黑色	木耳、海帶	富多酚類化合物及碘，能抗發炎、抗氧化、維護甲狀腺健康

膳食纖維的重要性

在低碳日會攝取大量蔬果，蔬果中則含有人體需要的膳食纖維。膳食纖維其實也是碳水化合物的一種，主要由植物細胞壁的碳水化合物組成，包括纖維素、果膠及其他多醣類，都是長鏈或網狀結構的糖分子。

纖維進入體內後，不像其他碳水化合物那樣，轉化成葡萄糖提供能量，因為人體的消化系統無法完全分解纖維。纖維到大腸會被微生物分解，產生短鏈脂肪酸，比如丁酸、丙酸和乙酸。

這些短鏈脂肪酸不僅能提供能量，還有抗炎、調節血糖、降低癌症風險、促進飽腹感，以及改善脂質代謝等多重好處。

一篇發表在《肥胖》期刊的美國的研究，科學家利用斷層掃描來測量非裔美國人和西班牙裔美國人的腹部脂肪。結果發現，每天攝取 10 公克可溶性纖維，腹部內臟脂肪和皮下脂肪的累積分別少了 7.4% 和 3.6%。[7]

紐西蘭發表在《營養期刊》的研究則發現，在麵包裡加入 10 公克的可溶性纖維質，就能讓受試者的飯後血糖降低 35%。[8] 這可是非常驚人的數據呢！

❖ 膳食纖維不計熱量

根據法規，膳食纖維在營養標示中應以每公克 2 大卡熱量計算，這是因為膳食纖維經腸道菌發酵後，會產生 1.5 到 2 大卡的短鏈脂肪酸。這些代謝物的熱量對血糖與胰島素刺激很低，反而能滋養腸道益菌、保護腸壁，對碳水循環的安排幾乎不造成影響，所以實務上膳食纖維不會納入每日碳水量計算。

參考市售無加糖高纖豆漿的營養標示，這瓶豆漿每份含有 15.8 公克的碳水化合物，乍看之下不少，但其中有 9 公克是膳食纖維，真正可被小腸吸收、轉換成熱量的只有 6.8 公克，也就是說，淨碳水為 6.8 公克。在下一個章節，我會詳細告訴你淨碳水的計算方式。

市售無加糖高纖豆漿

營養標示		
每一份量 450 毫升		
本包裝含 1 份		
	每份	每 100 公克
熱量	183 大卡	40.7 大卡
蛋白質	15.3 公克	3.4 公克
脂肪	8.6 公克	1.9 公克
飽和脂肪	1.4 公克	0.3 公克
反式脂肪	0 公克	0 公克
碳水化合物	15.8 公克	3.5 公克
糖	3.6 公克	0.8 公克
膳食纖維	9.0 公克	2.0 公克
鈉	99 毫克	22 毫克
膽固醇	0 毫克	0 毫克

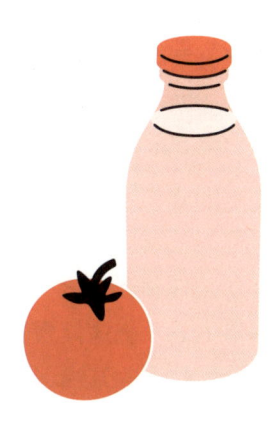

纖維攝取的黃金比例

纖維就像蓋房子一樣，鋼筋水泥各有功能，搭配得宜才能建造出堅固又舒適的健康堡壘。任何蔬菜都含有可溶性纖維和不可溶性纖維，只是比例有所差異。

不可溶性纖維：鋼筋般的結構支撐

不可溶性纖維就像建築中的鋼筋，在腸道提供結構支撐，能增加糞便體積，幫助順暢排便，但食用過多容易造成便祕。常見的不可溶性纖維來源包括花椰菜、甘藍菜、高麗菜和青椒等蔬菜。

可溶性纖維：水泥般的黏合力量

可溶性纖維則像水泥，溶於水後會形成一層凝膠狀的保護膜，有穩定血糖的功效，同時也是益生菌的最愛，能調節腸道菌群，讓腸道環境更加健康。

想補充可溶性纖維，秋葵、茄子、菇類、木耳、洋車前子等低碳蔬菜是不錯的選擇。在中碳日，補充水果、燕麥，也能攝取到不少可溶性纖維。

因此，假如你吃了很多蔬菜卻還是便祕，有可能是吃太多不可溶性纖維了。纖維的黃金比例一般建議是 3 比 1，也就是不可溶性纖維占 3，可溶性纖維占 1。蓋房子不能只用鋼筋或只靠水泥，腸道健康也是一樣。不可溶性纖維提供結構，搭配可溶性纖維的修復與調節，才能打造出真正健康的腸道。

低碳日的注意事項

執行低碳飲食時，有一些事項和細節需要注意，避免觀念理解和執行上的錯誤。無論如何，穩定且持續的健康才是最重要的！

(1) 量力而為

每個人的身體狀況不盡相同，開始低碳飲食之前，建議先諮詢營養師或醫師的意見，再來安排適合自己的計畫。對糖尿病患者或年長者來說，突然從高碳水轉到低碳水，可能會增加低血糖或暈倒的風險，務必謹慎。

(2) 均衡攝取

低碳飲食並非只有單純的減少碳水化合物，更重要的是應確保攝取足夠的蛋白質、健康脂肪與膳食纖維，維持身體的必需營養素供應。這樣不僅讓身體更容易適應新能量來源，還能減少不適感。

(3) 漸進式調整

不要突然大幅減少碳水化合物。可先嘗試中碳日，逐步減量，避免身體因劇烈改變而不適。穩定了血糖和胰島素後，再進入低碳飲食，給身體足夠的時間適應。

(4) 傾聽身體的聲音

飲食調整過程中,需密切注意身體的反應。如果感覺疲勞、頭痛或有其他不適,應立即暫停並尋求專業協助。如果出現心悸、頭暈或飢餓感,可以適量補充碳水化合物,例如餅乾或糖果,以穩定血糖。

(5) 靈活運用 MCT 油

對初次執行低碳日的人來說,富含中鏈三酸甘油脂(MCT)的油品是不錯的輔助工具。MCT 油能迅速轉化為能量,幫助脂肪燃燒,減少飢餓感。不過,有些人在初次食用時,可能會引發腹瀉或消化不適,建議從小劑量(5 到 10 毫升)開始,逐步增加。含有 MCT 油的防彈咖啡是方便的選擇,但記得要選擇無添加糖的產品。

(6) 不宜長期執行

低碳飲食是一種調整工具,非長期策略。若將身體比喻為油電混合車,碳水化合物就像電引擎,提供迅速啟動的動力,脂肪則是油引擎,能支撐長時間運行。當碳水攝取不足時,脂肪雖能維持運行,但效率和多樣性會大幅下降。短期內適量調整碳水攝取量,對平衡飲食有益;長期來說,均衡飲食才是維持健康的關鍵。

2-6 碳水循環應用

簡易版碳水循環

　　一般人減重或多或少都會開始計算卡路里，但簡易版碳水循環的特色在於不需要每餐精確計算，只要掌握一個原則：優先攝取足夠的蛋白質和纖維，再依據高、中、低碳日選擇碳水化合物的攝取種類。*

　　在減重的過程中，找到適合自己的飲食模式，是邁向成功的重要一步。表格中三種方案提供了靈活的碳水循環執行方式，根據預期的減重速度，調整高、中、低碳日的比例，讓飲食更貼近自己的生活目標。

＊編注：每日蛋白質與纖維建議攝取量，以及高、中、低碳水的種類攝取建議，請參看本書第43-45頁。

減重期	高碳日	中碳日	低碳日	預期減重速度
方案一	1 天	3 天	3 天	速度較快 每週減少約 1.2% 到 1.5% 體重
方案二	1 天	4 天	2 天	合理速度 每週減少約 0.8% 到 1.2% 體重
方案三	2 天	2 天	3 天	速度較慢 每週減少約 0.5% 到 0.8% 體重

　　方案一的重點在於快速見效，合理分配高、中、低碳日，讓身體迅速進入燃脂狀態，適合想在短期內達到明顯成效的人。方案二則提供了更穩健、更溫和的減重節奏，讓你能在享受美食的同時逐步達成目標。對著眼於長期健康的人來說，方案三的步調最為和緩，讓身體可以擁有足夠的適應時間來調整體重，實現持久的平衡與健康。

　　為了更有效的利用碳水化合物，高碳日後建議接續一到兩天低碳日。這樣的安排，有助於肌肉在高碳日後優先利用糖分，避免過多的碳水攝取被轉化為脂肪儲存。此外，盡量不要安排連續兩天高碳日，避免身體進入長時間的吸收模式，才能更有效的控制體重、減少脂肪積累。

同時，低碳日的安排可以依據你的生活型態進行調整，無論是連續低碳日還是間隔進行，都可以靈活應用，只要整體結構符合你的目標和需求即可。找到適合自己的節奏，讓飲食安排既健康又可持續！

❖ 維持期的碳水循環

達成減重目標後，同樣可以利用碳水循環來安排你的「維持期」。在維持期，碳水循環的核心在於平衡與靈活調整，可根據個人生活習慣與喜好，選擇適合自己的飲食節奏。

連續選擇中碳日，基本上即可維持體重的穩定；若某天選擇高碳日，隔天安排低碳日，能有效穩定體重，同時保持代謝的靈活性。以下是建議的週計畫範例：

維持期	高碳日	中碳日	低碳日
方案一	1天	5天	1天
方案二	2天	3天	2天
方案三	3天	2天	2天

無論選擇哪種模式，規律運動是維持體重平衡的重要支柱。在高碳日搭配運動，讓碳水能有效被儲存於肌肉中，而不是轉化為脂肪。與減重期間相同，應避免連續兩天高碳日的安排，使身體進入過度儲存的狀態。

此外，除非飲食攝取過量，否則不太需要低碳日的頻繁安排。透過這些方法，你可以靈活管理自己的飲食與運動，輕鬆達成健康又穩定的生活狀態。

進階版碳水循環

假如你已經執行過簡易版碳水循環，但是達不到預期的減重目標，就需要詳細估算碳水化合物的份量。進階版碳水循環不僅考量食物種類，還必須根據個人體重和活動程度來計算每日的碳水攝取量。雖然有點麻煩，但只要會計算淨碳水，就能達到飲食自由。

以下分別為低、中、高碳日的碳水攝取量建議。

- **低碳日**：適合休息或低強度運動，每公斤體重僅攝取 1 公克以下的碳水化合物。
- **中碳日**：適合進行中強度運動，每公斤體重攝取 1 到 2 公克的碳水化合物。建議將碳水平均分配在運動前後兩餐，或在運動前一餐吃完。
- **高碳日**：適合高強度運動或長距離跑步，每公斤體重攝取 2 到 3 公克的碳水化合物。同樣建議將碳水平均分配在運動前後兩餐，或在運動前一餐吃完。

每日建議碳水攝取量

體重	高碳日	中碳日	低碳日
50kg	100-150g	50-100g	50g 以下
60kg	120-180g	60-120g	60g 以下
70kg	140-210g	70-140g	70g 以下
80kg	160-240g	80-160g	80g 以下
90kg	180-270g	90-180g	90g 以下

❖ 淨碳水計算公式

要計算淨碳水數值，首先需要了解幾個基本概念。

- **總碳水化合物**：食物中所有碳水化合物的總量，包括糖類、纖維和糖醇。
- **纖維**：屬於碳水化合物的一種，但人體無法消化吸收，因此不會提供熱量或影響血糖。
- **糖醇**：一種低熱量的甜味劑，對血糖的影響低於普通糖，但某些糖醇在消化過程中可能部分轉化為熱量，因此計算時只計入一半。

$$總碳水化合物－纖維－糖醇 \times 0.5 ＝淨碳水$$

不過日常實際攝取的糖醇很少，只要記得纖維不算熱量，從碳水化合物中扣除纖維就能得出淨碳水了！

❖ 計算實例

想查詢任何食物的營養成分，只需在 Google 搜尋引擎上查找相關資訊，例如輸入「地瓜＋營養成分」就可以找到詳細資料。

番薯（地瓜）
每份含量 100g
熱量 85Kcal
脂肪 0.1g
飽和脂肪 0g
膽固醇 0mg
鈉 55mg
鉀 337mg
碳水化合物 20g
膳食纖維 3g
糖 4.2g
蛋白質 1.6g

資料來源：美國農業部（USDA）

以地瓜為例，每 100 公克含有約 20 公克的總碳水化合物和 3 公克纖維。因為地瓜不含糖醇，所以淨碳水的計算方法為：總碳水化合物減去纖維，得出淨碳水為 17 公克。

含糖醇的食品，參考下表口香糖的營養標示，每份含總碳水化合物 2.1 公克，纖維 0 公克，糖醇 2 公克。

淨碳水計算方法為：總碳水化合物減去糖醇乘以 0.5，淨碳水為 1.1 公克。不過這只是一份口香糖的量，整盒共有 22 份，所以如果全部吃完，還是等於吃下了 24 公克的淨碳水喔！

市售無糖口香糖

營養標示		
每一份量 2.8 公克		
本包裝含 22 份		
	每份	每 100 公克
熱量	5.2 大卡	186 大卡
蛋白質	0 公克	0 公克
脂肪	0 公克	0 公克
飽和脂肪	0 公克	0 公克
反式脂肪	0 公克	0 公克
碳水化合物	2.1 公克	75.3 公克
糖	0 公克	0 公克
鈉	5 毫克	191 毫克
糖醇	2 公克	72 公克

常見食物淨碳水

♥

以下是我們日常生活中容易取得的碳水化合物，想知道更多種類食物的淨碳水與營養成分，可參考「美國農業部營養資料庫」或台灣衛福部「食品營養成分資料庫」，搜尋這兩個關鍵字就可以找到囉！

食物類型	份量	碳水化合物 (g)	膳食纖維 (g)	淨碳水 (g)
一碗白飯	約 158g	44.6	0.6	44.0
一份麵條	約 160g	40.3	1.9	38.4
一個貝果	約 98g	47.9	4.0	43.9
一片吐司	約 29g	13.8	1.2	12.6
一條地瓜	約 133g	26.7	4.0	22.7
一顆中型蘋果	約 182g	25.1	4.4	20.7
一根小型香蕉	約 101g	23.0	2.6	20.4
一罐可樂	約 355ml	24.7	0	24.7
一杯牛奶	約 237ml	12.2	0	12.0

資料來源：美國農業部（USDA）

如何在三日內快速減重

在華人社會，過年期間吃吃喝喝，體重常常一發不可收拾。但如果你能在過年前做好準備，期間體重上升 2 公斤以內，三天內就可以減掉！不過當體重增加到第 3 公斤，就要多花一到兩週來消耗了。爲什麼會這樣呢？

這是因爲，我們的身體會先將攝取的碳水化合物轉化爲肝醣，儲存在肌肉和肝臟中。前面提過，肝醣儲存空間有限，通常約 1,000 到 2,000 大卡，瘦小的女性甚至可能只有 800 大卡。一旦肝醣儲量滿了，額外的碳水化合物就會被轉化爲脂肪。比起消耗肝醣，減去脂肪當然要難上許多。所以我們該怎麼做呢？

❖ **過年前先低碳，清空肝醣空間**

在除夕前至少執行兩到三天的低碳飲食，燃燒肝醣並騰出儲存空間。這段期間避免吃米飯、麵條、根莖類和水果，專注攝取瘦肉、白肉、深海魚等優質蛋白質，以及大量蔬菜。

❖ **年節期間避免過度增重**

經過兩天的低碳日，身體就會有 1,000 到 2,000 大卡的肝醣儲存空間，這讓你每天可以吃 1,000 大卡的碳水化合物；搭配運動，每日碳水攝取量甚至可增加到

1,500 大卡。這樣的儲存空間對應到體重，差不多就是 2 公斤的額度。儘管肝醣儲存會使體重增加，但這部分增加的是水分和肝醣，而非脂肪。

建議每天早上排空後量體重，將體重上升控制在 2 公斤以內。例如，除夕早上 60 公斤，初一 61 公斤，初二 62 公斤，這時候就不要再吃澱粉，因為肝醣空間已經飽和，之後攝取的碳水都會轉化為脂肪。

❖ 過年後再低碳，快速恢復體重

過年期間增加的 2 公斤，只需要三天的低碳飲食即可消耗。建議三餐定時定量，攝取足量蛋白質和高纖蔬菜，不只能增加飽足感，還能減緩血糖上升、降低脂肪囤積。別忘了搭配充足的水分，幫助身體代謝多餘的鹽分與水腫。

別因為年節就暴飲暴食，過年期間的飲食，可選擇多吃低油脂、高蛋白的食物，例如魚、干貝、蝦子等海鮮，這類瘦蛋白不容易讓體重上升。同時要避免高油脂的澱粉類食物，如酥皮、勾芡湯，以及整塊的肥肉。像年糕如果炸過再沾砂糖，雖然美味，但熱量極高，建議酌量食用。

零食應盡量與正餐一同食用，避免頻繁進食。多數零食富含油脂和澱粉，容易刺激胰島素分泌，阻礙脂肪

分解。盡量保持三餐規律進食，並在餐與餐之間留出足夠的空腹時間，晚餐提早結束也有助於身體燃燒脂肪。

在運動安排上，大餐前進行重量訓練，可將攝取的熱量部分轉化為肌肉；大餐後進行有氧運動或高強度間歇運動，則能幫助燃燒多餘的熱量。

上述飲食原則同樣適用於出國玩吃美食，或週末有連續聚餐的場合。善用這些方法，即使在減重期間也能開心享用大餐，輕鬆維持體重。

參考資料

1. 〈60多種食物的升糖指數〉（Glycemic Index for 60+ Foods），哈佛健康出版（Harvard Health Publishing），https://www.health.harvard.edu/diseases-and-conditions/glycemic-index-and-glycemic-load-for-100-foods。
2. 〈不同升糖指數的飲食選擇對減肥和氧化反應的影響〉（Energy-Restricted Diets Based on a Distinct Food Selection Affecting the Glycemic Index Induce Different Weight Loss and Oxidative Response），《臨床營養》（Clinical Nutrition），https://pubmed.ncbi.nlm.nih.gov/18308431/。
3. 〈一般人攝取高果糖會導致胰島素敏感性與作用受損〉（Impaired Cellular Insulin Binding and Insulin Sensitivity Induced by High-Fructose Feeding in Normal Subjects），《美國臨床營養期刊》（The American Journal of Clinical Nutrition），https://pubmed.ncbi.nlm.nih.gov/6986758/。
4. 〈乳製品攝取與體重變化及中老年女性罹患過重或肥胖風險的關聯〉（Dairy Consumption in Association With Weight Change and Risk of Becoming Overweight or Obese in Middle-Aged and Older Women: A Prospective Cohort Study），《美國臨床營養期刊》（The American Journal of Clinical Nutrition），https://pubmed.ncbi.nlm.nih.gov/26912496/。
5. 〈高乳脂攝取與較低中央肥胖的關聯〉（High Dairy Fat Intake Related to Less Central Obesity: A Male Cohort Study With 12 Years' Follow-Up），《北歐初級醫療期刊》（Scandinavian Journal of Primary Health Care），https://pmc.ncbi.nlm.nih.gov/articles/PMC3656401/。
6. 〈在休息或運動後對大小份量碳-13標記義大利麵的代謝反應〉（Metabolic Response to Small and Large 13C-Labelled Pasta Meals Following Rest or Exercise in Man），《英國營養期刊》（British Journal of Nutrition），https://pubmed.ncbi.nlm.nih.gov/11430771/。
7. 〈生活型態與腹部脂肪五年變化的關聯：針對少數族群的IRAS家族研究〉（Lifestyle Factors and 5-Year Abdominal Fat Accumulation in a Minority Cohort: The IRAS Family Study），《肥胖》（Obesity），https://pubmed.ncbi.nlm.nih.gov/21681224/。
8. 〈功能性膳食纖維對餐後血糖、能量攝取、飽腹感、適口性與腸胃健康的影響〉（The Effects of Functional Fiber on Postprandial Glycemia, Energy Intake, Satiety, Palatability and Gastrointestinal Wellbeing: A Randomized Crossover Trial），《營養期刊》（Nutrition Journal），https://pubmed.ncbi.nlm.nih.gov/25066659/。

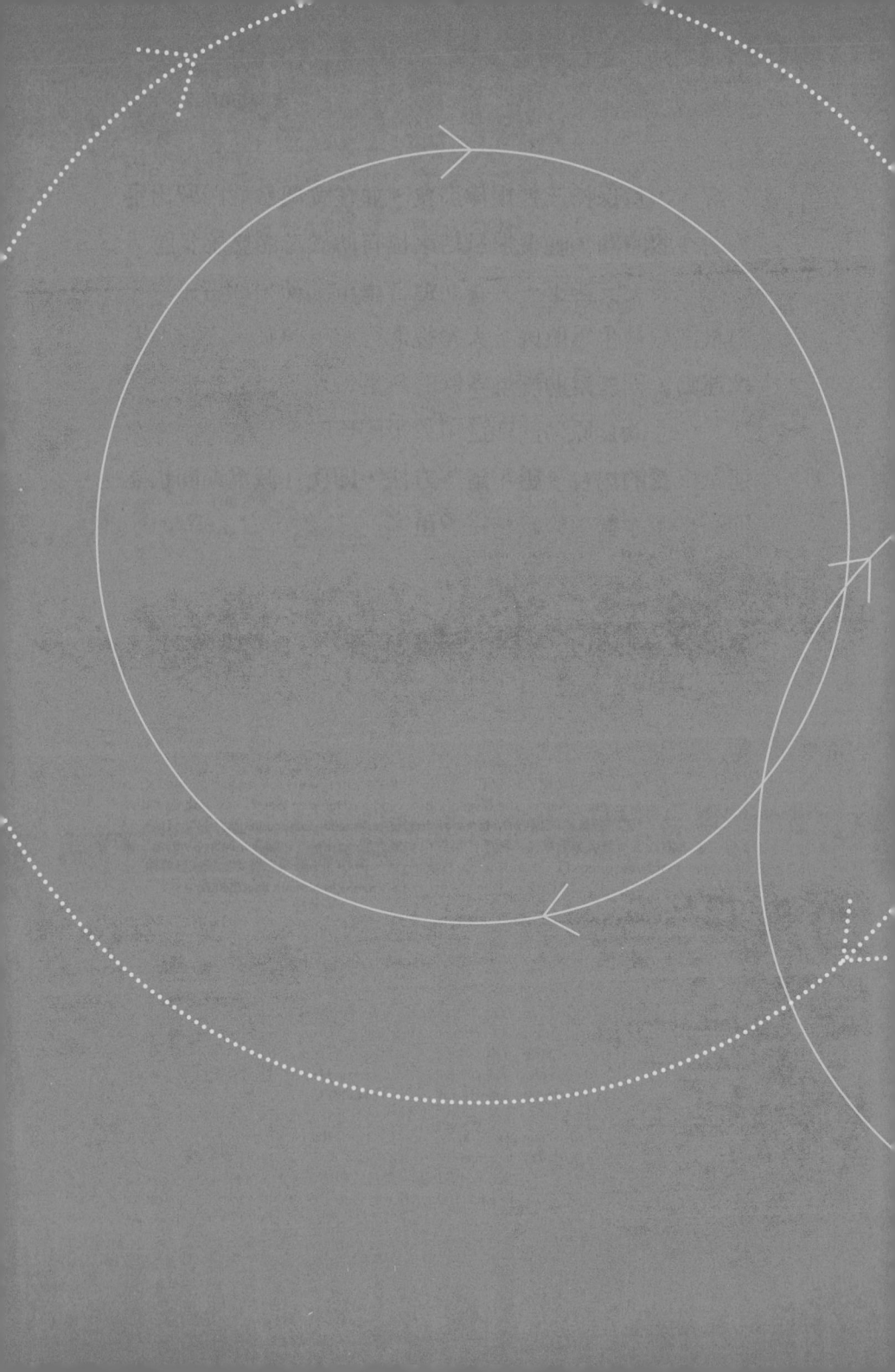

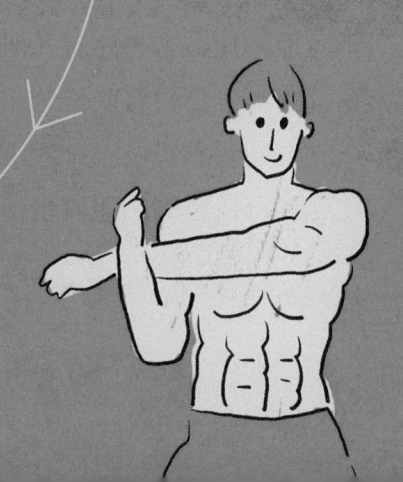

Ch.3 蛋白質

3-1 蛋白質的重要性

對身體來說,蛋白質就像蓋房子的磚頭一樣,不只用來**增長肌肉**,還要負責**修補細胞**、**強化免疫力**,還有**製造荷爾蒙跟酵素**。

很多荷爾蒙都是由蛋白質構成,像是控制血糖的胰島素、讓人長高的生長激素,還有管理水分的抗利尿激素。這些荷爾蒙在身體裡就像是傳令兵,幫忙各個系統互相配合,讓身體保持正常運作。

身體一旦缺乏蛋白質,就會出狀況,像是傷口不易復原、比較容易感冒、肌肉變少,甚至荷爾蒙失調。除此之外,蛋白質吃不夠,消化食物的酵素也會不足,吃進去的營養吸收不好,身體就會愈來愈差。所以我們一定要攝取足夠的優質蛋白質,讓身體保持在最佳狀態!

蛋白質不足增加肥胖風險

即使每餐吃很多澱粉和油脂，如果蛋白質不足，身體仍會感覺營養不夠，不斷催促你多吃點東西。這也是為什麼有些人總覺得自己吃不飽，其實可能是蛋白質攝取沒達標。

根據聯合國糧農組織（FAO）的資料顯示，1961 至 2000 年期間，美國人飲食中的蛋白質比例從 14% 降至 12%，為了彌補蛋白質不足，熱量攝取增加了 13%，直接導致肥胖問題惡化。英國牛津大學的一項研究也證實了這個現象。[1] 研究找來 22 位受試者，分別吃下不同蛋白質比例（10%、15%、25%）的自助餐，但受試者無法分辨餐點的蛋白質含量。當蛋白質比例降到 10% 時，每天就會多攝取 13% 的熱量。

由此可知，為了獲得足夠的蛋白質，身體會催促我們吃下更多食物。但是過度的熱量攝取，最後都會變成身上的脂肪，阻礙你的減重之路。

此外，減重期間如果蛋白質攝取量不夠，身體還會分解肌肉來補足蛋白質需求。肌肉是人體的「燃脂引擎」，流失的同時，代謝也會大幅降低。短期之內你可能看不出明顯的體脂變化；但長期來看，基礎代謝下降，減重陷入瓶頸，甚至容易復胖。

蛋白質要吃多少才夠？

蛋白質的攝取量，是根據體重來計算。一般成年人每天每公斤體重需要吃 0.8 到 1 公克左右的蛋白質，才能維持健康。如果一個人的體重是 60 公斤，那麼他每天至少需要攝取 48 到 60 公克的蛋白質。

至於如何吃到足量蛋白質，這裡有一個非常簡單的計算方法，你只要記得三件事：

- ◆ 一顆雞蛋，含有約 7 公克蛋白質。
- ◆ 400 毫升豆漿、牛奶或一盒嫩豆腐，提供約 14 公克蛋白質。
- ◆ 100 公克瘦肉，含有約 20 公克蛋白質。

瘦肉的估算方式，最簡單就是用掌心測量。攤開你的手掌，扣除掉手指，一片這樣範圍大小的瘦肉，就有約 20 公克的蛋白質，也可以參考便利商店一塊雞胸肉的大小。把同樣體積的肉，代換成蛋、海鮮、魚、豆干等，也能得到差不多的蛋白質。

也就是說，只要早餐喝一罐豆漿，加一到兩顆蛋，午、晚餐各吃一片掌心大的肉，就能達到身體每天需要的蛋白質攝取量。

如果你吃素，可以多吃點豆製品，例如豆腐、豆干和毛豆，這些都是富含蛋白質的食物。

早餐除了喝豆漿，再配上一份堅果；午餐和晚餐可以選擇豆腐、豆干或素雞做為主要蛋白質來源。另外像是奇亞籽、亞麻籽和藜麥等種子，也都是很好的植物性蛋白質來源。

　　至於脂肪含量高的肉類，例如牛小排、豬五花，攝取蛋白質的同時，也會攝取到高油脂，就不太建議做為主要來源。

減重時期的蛋白質需求

　　前面提到，蛋白質是維持肌肉和基礎代謝的關鍵，在減重過程中，我們的蛋白質需求會明顯提高，我建議每天每公斤體重要吃 1.2 到 2 公克的蛋白質，才能有效支持減重時期的營養和健康。

　　體重 60 公斤的人，減重時每天需要攝取 72 到 120 公克的蛋白質，也就是說，每天除了一盒豆漿、一顆蛋、兩片掌心大瘦肉，還要再加上一盒豆腐，甚至補充蛋白粉*才能滿足需求。

　　至於為什麼減重會需要更多蛋白質，主要有以下幾個因素：

＊編注：蛋白粉是蛋白補充劑的一種，其他常見的還有蛋白奶昔、蛋白棒等等。關於蛋白質補充劑，本書第127-133頁有更多詳細說明。

❖ **避免肌肉流失**

　　減重時不僅脂肪會流失，肌肉也會被分解。如果沒有足夠的蛋白質，這些寶貴的「燃脂引擎」可能就會跟著消失。

❖ **增加飽足感**

　　蛋白質的飽足感遠高於碳水化合物或脂肪，能有效降低減重時期對零食和多餘熱量的渴望。

減重速度決定你的蛋白質需求

　　《國際運動營養與代謝期刊》的研究表示，減重時期的蛋白質需求根據減重速度而定，每日每公斤體重需要吃 1.3 到 2.4 公克的蛋白質。下表是不同減重速度的蛋白質建議：

減重速度	減重幅度	蛋白質需求
慢速	每週減少 0.5kg	每公斤體重 1.3-1.6g
中速	每週減少 1.0kg	每公斤體重 1.6-2.0g
快速	每週減少 1.5kg	每公斤體重 2.0-2.4g

❖ **維持基礎代謝**

　　肌肉能幫助身體穩定代謝，維持減重效果不復胖，避免那些被甩掉的脂肪悄悄回來。

特殊族群的蛋白質需求

　　隨著年紀增長，人體肌肉的自然流失以及活動量的減少，是導致肌少症的兩大主因。當人體進入中老年階段，肌肉細胞的再生能力變弱，無法有效補充老化所流失的肌肉量。同時，如果日常生活缺乏足夠的體能活動，肌肉也會因缺乏運動所帶來的刺激進一步流失。這兩者相互作用，加速了肌肉量的下降。

　　在台灣，65 歲以上人口約 7 到 10% 患有肌少症，相當於近 30 萬的長者正面臨這個困擾。這不僅僅是肌肉量減少的問題，更重要的是，肌少症會直接影響到長者的自理能力、行動自由度，甚至是生活的獨立性。

　　至於青少年、孕婦以及特定疾病患者，如癌症、燒傷、創傷後恢復或某些慢性疾病，也會增加身體對蛋白質的需求。因蛋白質有助於修復和重建組織、支持免疫系統、提高整體復原的速度，這類族群的蛋白質需求量可能顯著高於一般成人的建議攝取量，但具體需求應根據個人情況與醫師建議來確定。

不同族群蛋白質需求參考

族群	建議攝取量	備註
老年人	每公斤體重 1.2-1.5g	肌少症可提高至 1.6g 並搭配阻力訓練
青少年	每公斤體重 1.2-1.5g	青少年運動員可達 1.6-2.0g
孕婦	每公斤體重 1.2-1.5g	以孕前體重計算
哺乳期婦女	每公斤體重 1.2-1.5g	以孕前體重計算
癌症患者	每公斤體重 1.2-2.0g	進階期或化療期可達 2.5g
燒傷或重度外傷患者	每公斤體重 1.5-3.0g	燒傷面積愈大需求愈高
糖尿病患者	每公斤體重 1.0-1.2g	避免高脂肪蛋白質
慢性腎病患者	每公斤體重 0.6-0.8g	依疾病階段調整
健康成年人	每公斤體重 0.8-1.0g	運動員或體力勞動者可達 1.2-2.0g

3-2 攝取蛋白質的最佳時機

　　阿杰是一位 42 歲的減重學員，他很清楚知道蛋白質對於減重和保持肌肉的重要性，但他習慣把蛋白質的攝取集中到晚餐一次解決。阿杰每天晚上都會吃大份量的牛排，認為這樣可以滿足一天的蛋白質需求。

　　剛開始，他覺得這個方法挺方便的，白天就可以不用特別去想要吃什麼來補充蛋白質。然而，幾個星期後，阿杰驚訝的發現，他的體重並未明顯下降，反而常常感到胃脹氣和消化不良。他感到困惑，於是來尋求我的建議。

　　我告訴他，蛋白質固然重要，但集中在一餐攝取，會讓身體無法有效吸收，還可能增加消化系統的負擔。更重要的是，沒有攝取蛋白質的時間過長，身體可能會為了供應能量而分解肌肉，進一步影響減重效果，反而事與願違。

我為阿杰設計了一個全新的飲食計畫，將蛋白質分散在一天的每一餐中。早上沒時間，他可以選擇蛋白奶昔加上豆漿；中午吃健康餐盒；晚餐則適量吃魚肉或瘦肉。同時，我建議他每餐先攝取蛋白質和兩個拳頭量的蔬菜，吃完再攝取澱粉，避免血糖快速升高，降低脂肪堆積的可能性。

阿杰按照這個計畫調整飲食後，胃脹氣消失，消化也變得順暢。令他驚喜的是，體重穩定下降，下午精神更集中，早晨醒來也更有活力。

蛋白質最好分時段攝取

將蛋白質平均分配於三餐，不僅有助於增肌，對減脂也更有效果。首先，均勻分配蛋白質攝取量能維持較高的肌肉蛋白合成速度，促進肌肉生長。澳大利亞發表於《生理學期刊》的研究指出，適當分配蛋白質攝取時間能顯著增加肌肉蛋白質合成。[3] 研究招募了 24 名健康男性，讓他們在 12 小時內以不同方式攝取 80 公克蛋白質。結果顯示，每 3 小時攝取 20 公克蛋白質的組別效果最佳，最有效促進肌肉蛋白合成。

此外，均勻分配蛋白質攝取量對減脂也較有幫助。蛋白質具有高飽腹感，能降低總熱量攝取。研究顯示，將蛋白質平均分配於三餐的受試者，減脂效果優於集中

在同一餐攝取的組別。[4] 這是因為均衡的蛋白質攝取量，能穩定血糖濃度，減少飢餓感，並降低暴飲暴食的風險。

吃早餐，別忘了蛋白質

早餐是一天的起點，對台灣人來說，飯糰跟大冰奶是常見的選擇，既方便又滿足。然而，這樣的早餐蛋白質含量卻低得可憐，對健康其實並不友善。

美國密蘇里大學的一項研究告訴我們，選擇高蛋白早餐可以帶來意想不到的好處，除了顯著增加飽足感、減少一天的飢餓感，甚至還能有效降低夜間的進食慾望。[5] 這項研究針對經常跳過早餐的過重或肥胖青春期女孩（BMI ≥ 25）進行實驗，結果顯示，高蛋白早餐幫助她們有效管理體脂肪，讓減重事半功倍。

你可能發現了，跳過早餐其實不是個好選擇。英國劍橋大學發表於《國際肥胖期刊》的研究進一步指出，高蛋白早餐不僅能穩定血糖，還能降低血糖波動所引發的飢餓感。[6] 研究對象是經常跳過早餐的肥胖青少年，他們在吃了高蛋白早餐後，整天的飢餓感和暴飲暴食的情況明顯改善。所以，為了減重與健康，與其不吃早餐，不如喝杯豆漿、搭配幾顆水煮蛋吧！

用餐時,先攝取蛋白質

用餐時先攝取蛋白質,對身體有不少好處。由於蛋白質消化吸收速度慢於碳水化合物,能增加飽腹感,也可能幫助減少總體的食物攝入量,進一步影響血糖濃度。

美國康乃爾大學醫學院的研究指出,進食順序對於飯後血糖和胰島素濃度有顯著影響。[7] 研究人員發現,先吃蛋白質和蔬菜,再吃碳水化合物的順序,能降低飯後血糖和胰島素,達到與特定降糖藥相近的餐後血糖抑制幅度。

運動前後,最好補充蛋白質

運動完是身體最需補充的時候,這時候吃蛋白質,能幫我們修復肌肉。但不少人可能沒注意到,運動前也應攝取足夠的蛋白質,有助於運動時加速脂肪燃燒喔!那麼,運動前該吃些什麼才能提高燃脂效率呢?

根據《國際運動營養學會期刊》發表的研究,運動前無論是吃下 25 公克的乳清蛋白(可快速吸收的蛋白),還是 25 公克的酪蛋白(較緩慢吸收的蛋白),與空腹相比,都能顯著增加運動時的熱量消耗。[8]

所以,**不要再空腹運動了**!晨跑前,來份蛋白質補充劑,至少吃個蛋或豆漿,都能讓脂肪燃燒得更順利。

3-3 蛋白質的消化與吸收

當你辛苦運動後,卻發現肌肉沒有如預期般成長,可能會覺得滿灰心的。這時候,可能要好好檢視一下,是不是在蛋白質的攝取上出了問題。有時候,並不是你沒有努力攝取蛋白質,而是選擇的蛋白質可能不太適合你,或者吸收方式需要調整。

到底怎麼樣才能順利養成肌肉呢?為了讓努力發揮最大效益,接下來就讓我們一起來探討,如何正確攝取蛋白質吧!

蛋白質的旅程:分解後再吸收

想像一下,你剛吃完一頓富含蛋白質的美味餐點。蛋白質進入胃部後,胃酸和消化酶開始忙碌,將大的蛋白質分子初步拆解成較小片段,這些片段稱為多肽鏈。

接著，多肽鏈會進入小腸，胰腺分泌的胰蛋白酶，以及小腸壁中的其他酶開始工作，將多肽分解成更小的單位，例如胺基酸、二肽（兩個胺基酸組成）和三肽（三個胺基酸組成）。

小腸內壁像一片密密麻麻的小森林，由無數小腸絨毛組成，每根絨毛表面覆蓋著更細緻的「微絨毛」，大幅增加了吸收面積。當胺基酸、二肽和三肽到達絨毛時，透過專門的運輸系統進入絨毛細胞，二肽和三肽在細胞內會被進一步分解成單個胺基酸。

最終，這些胺基酸被送入血液，運往肝臟，後續根據身體需求進行分配：可能會用來合成新的蛋白質，幫助肌肉修復和生長；也可能參與荷爾蒙或酶的生產，甚至成為細胞再生的材料。

因此，小腸就像身體的「營養物流中心」，精準高效的完成了蛋白質的消化和吸收，確保每一分珍貴的蛋白質都能被充分利用。下次品嘗蛋白質餐點時，不妨想想這段奇妙的旅程，感謝身體的默默努力，讓健康從每一口開始！

蛋白質的吸收效率

蛋白質吸收效率取決於多種因素，主要跟腸道健康與食物加工、烹調方式有關。以下是常見的影響因素：

(1) 消化酶與腸道健康

消化酶的活性至關重要,胰腺功能不佳可能導致蛋白質分解不足。此外,腸道健康也會影響吸收效率,像是如果有腸炎或腸漏症候群等問題,都會降低小腸吸收蛋白質的能力。

(2) 食物組成與加工程度

高脂肪、高加工食品會抑制蛋白質的消化吸收,所以吃油脂含量高的肉,不利於吸收蛋白質。加工過程中,化學處理可能改變蛋白質的結構,使其不易被消化酶識別。

(3) 食物烹調方式與熟度

加熱會改變蛋白質空間結構,提高消化率。例如,牛排熟度會影響吸收率,太生或太熟都不好。

- **五分熟或七分熟**:蛋白質部分變性,使結構較為鬆散,便於消化酶分解。
- **全熟**:蛋白質過度變性,使結構變得過於緊密,難以消化。
- **一分熟**:蛋白質未變性,消化酶較難分解。

油炸等高溫烹調會使蛋白質結構嚴重變性,影響吸收效率,同時可能產生反式脂肪酸,對健康有害。

> ## 蛋白質消化率計算
>
> ♥
>
> 蛋白質的消化率反映了吸收效率,計算公式如下:
>
> (食物中蛋白質含量－糞便中蛋白質含量)／食物中蛋白質含量 × 100%
>
> 例如,小明吃的牛排有 200 公克蛋白質,但糞便中殘留 20 公克蛋白質,則消化率為:
>
> (200 － 20)／200 × 100% = 90%
>
> 這表示他吃下的牛排消化率是 90%,非常高效。

為了提升蛋白質吸收,避免過度加工與油炸,選擇適度烹調的食物,並維持腸道健康,才是正確攝取蛋白質、讓每一口蛋白質都發揮最大價值的方法。

蛋白質評分系統

吃下去的蛋白質,身體到底能利用多少呢?原來,

蛋白質的品質可以用一種叫做「**可消化必需胺基酸評分**」（Digestible Indispensable Amino Acid Score, **DIAAS**）的方式來評估，看我們從食物中攝取的蛋白質有多優質。該評分專注於食物中必需胺基酸的含量，以及我們腸道實際吸收必需胺基酸的能力。*

必需胺基酸是身體無法自行製造，透過飲食才能獲取的營養素。如果你的飲食中缺乏必需胺基酸，無論你吃了多少蛋白質，身體都無法有效「拼湊」出肌肉和其他重要組織。這就像是擁有大量的樂高積木，卻因為缺少關鍵零件而無法完成想要的作品。

因此，確保攝取足夠且均衡的必需胺基酸非常重要，這樣身體才能順利的建構和修復組織，也才能順利增肌。

❖ 常見食物的蛋白質評分

讓我們來看看幾個常見食物的 DIAAS 分數，分數愈高，表示蛋白質品質愈好。根據聯合國糧農組織的報告，下表為常見食物的 DIAAS 評分：[9]

＊作者注：計算首先檢測食物中各種必需胺基酸的含量，再測量這些胺基酸實際被人體腸道吸收的比例。接著將這兩個數值相乘，就能知道每種胺基酸真正被人體吸收的量。為了評分，我們會拿前述吸收量和理想的蛋白質來源（通常是母乳）比較，得出一個百分比。最後在所有胺基酸的比較結果中，選擇最低的百分比，就是這個食物的DIAAS。

食物	DIAAS（%）
乳清蛋白	> 110
雞蛋	< 113
瘦牛肉	< 110
豬肉	< 108
魚類	< 110
大豆分離蛋白	92 – 98
去殼扁豆	80 – 90
豌豆分離蛋白	65 – 75
小麥麵粉	< 45

完全蛋白質與不完全蛋白質

所謂的完全蛋白質，指的就是包含所有九種必需胺基酸的蛋白質，就像一套完整的樂高積木。相反的，不完全蛋白質則缺少一種或多種必需胺基酸。

動物性蛋白質（如雞蛋、牛奶、肉類）通常是完全蛋白質的來源，因此更容易被身體吸收和利用；植物性蛋白質（如穀物、豆類、堅果）大多是不完全蛋白質，但透過巧妙的食物搭配，也能獲得完整的胺基酸組合。

看完各種蛋白質的 DIAAS，可以發現動物性蛋白的吸收率真的很不錯。但這是否意味著我們只要吃肉或喝乳清蛋白就夠了呢？其實不然。蛋白質的來源不同，對健康的影響也會有所差異。

接下來我要來聊聊動物性蛋白和植物性蛋白的優劣，以及怎麼在日常飲食中找到平衡，讓營養更全面，同時顧及健康！

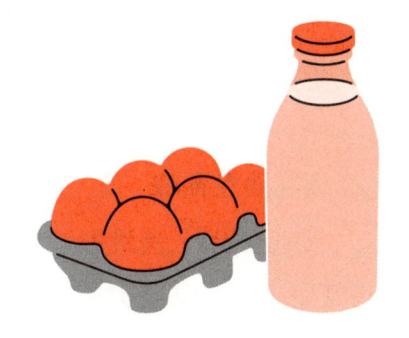

3-4 動物性蛋白質

動物性蛋白的優勢與隱憂

動物性蛋白最大的優勢在於**吸收效率極高**。由於動物性蛋白含有所有必需胺基酸,且比例接近人體需求,讓身體能快速且有效的利用。然而,攝取過多動物性蛋白可能會帶來一些健康隱憂:

(1) 促進自由基生成

動物性蛋白在代謝過程中容易產生自由基,這些不穩定的分子,會對細胞造成損害,增加氧化壓力。

(2) 提高癌症風險

研究顯示,過量攝取紅肉,尤其是加工肉品,與某些癌症(如大腸癌)的風險有顯著正相關。[10] 國際癌症

研究機構（IARC）將加工肉品列為對人類有明確致癌性的「1 級致癌物」，將紅肉列為對人類很可能致癌的「2A 級致癌物」。食用紅肉，應將攝取量限制在每週不超過約 3 個掌心大小（煮熟後約 350 到 500 公克）。

(3) 增加腎臟負擔

長期高動物性蛋白飲食可能會增加腎臟負擔，特別是腎病或慢性病患者。美國的社區動脈粥樣硬化風險（ARIC）研究中，追蹤超過 2 萬 3 千名 44 至 66 歲的成年人，長達 23 年。參與者起初腎功能正常，無糖尿病或心血管疾病。在研究期間，有 2,632 人出現慢性腎臟病。研究人員發現，攝取更多紅肉和加工肉品的受試者，慢性腎臟病的風險增加了 23%。[11]

即使有上述隱憂，動物性蛋白在適量攝取的狀況下，仍然有其必要。至於怎麼吃才能吃得健康？讓我帶你從認識動物性蛋白，以及如何挑選開始吧！

不同肉類的特性

先來聊聊紅肉與白肉的區別，以及對健康的影響。白肉包含雞、鴨、魚和海鮮等，脂肪含量普遍較低；紅肉包含牛、羊、豬肉等，含有較高的肌紅蛋白。

紅肉和白肉的分類，主要是看肌肉中的肌紅蛋白含量。肌紅蛋白含量高的肉類是紅肉，反之則是白肉。因此雖然豬肉煮熟後變白，仍屬於紅肉；而鮭魚雖然是紅色，卻屬於白肉。有趣的是，同樣是禽類，鵝肉被歸類為紅肉，因為鵝肉含有較多的肌紅蛋白，而且比起雞、鴨，鵝的肌肉需要長時間活動（例如飛行），所以顏色也較深。

❖ 紅肉真的有害健康嗎？

　　你或許聽過紅肉與癌症風險的關聯，除了紅肉中的鐵可能促進自由基生成，導致細胞受損，另外也跟烹調與加工方式有關：

- 煎、烤、炸等高溫烹調會產生致癌物質，如多環芳香烴（PAHs）與雜環胺（HCAs）。
- 培根、香腸等加工紅肉中的亞硝酸鹽，可能會在體內轉化為有害物質。

　　但紅肉不是不能吃喔！只要控制攝取量與烹調方式，搭配均衡飲食，紅肉仍是優質的蛋白質來源。為了健康，世界癌症研究基金會（WCRF）和美國癌症協會（ACS）建議：

- 減少食用加工紅肉，選擇瘦肉部位，如豬里肌、牛腱等。

- 每週紅肉熟肉量不超過 500 公克。
- 多搭配蔬菜、水果和全穀物，減少潛在風險。

增肌減脂的路上，記得多元選擇蛋白質來源，不要局限於單一肉類，這樣才能吃得健康又有變化。

牛肉：增肌好夥伴

牛肉不僅能提高胰島素濃度，增加肌肉合成的效率，還富含鋅、鎂等礦物質，以及高含量的肌酸和肉鹼，幫助提高訓練持久度。

不過，不同部位的牛肉營養組成不同，像是牛小排或牛五花的脂肪含量，可能會讓你攝取過多的飽和脂肪，而不是身體所需的蛋白質。

牛肉的油花其實跟牛隻平常怎麼動有關。愈常運動的部位，油脂就愈少；比較少動的地方，油花當然就比較多。

先來看肩胛部，這可是牛隻天天使用的大肌肉！因為一直運動，肉質變得結實，筋比較多，不過油花分布適當，從這邊切出來的板腱牛排，最適合喜歡肉質有嚼勁的老饕。再來是肋骨附近的肋脊部，這部位油花豐富，可切出風味濃郁的肋眼牛排。

往下是前腰脊部,位於腰椎的上半部,是紐約客牛排與菲力牛排的來源,肉質結合了紐約客的彈牙與菲力的瘦嫩。後腰脊部則是在腰椎的下半部,油花分布均勻,從這邊切的沙朗牛排在美國特別受歡迎。

最後說到臀部和後腿,這部位筋多肉少,且肉質偏老,切出來的後腿牛排口感偏硬,台灣人最常拿來做成滷牛腱或牛肉乾。吃牛排時盡量挑選油脂低的部位,例如牛腱、菲力、板腱或是沙朗,以免在攝取蛋白質的時候,同時吃下過多脂肪。

每 100 公克牛肉營養成分

部位	熱量(kcal)	蛋白質(g)	脂肪(g)	脂肪占比
牛小排	235	17.5	18.3	70.1%
牛五花	232	18.0	17.6	68.3%
肋眼	228	19.3	16.7	65.9%
紐約客	228	20.6	15.5	61.2%
沙朗	201	20.3	12.7	56.9%
板腱	176	19.0	10.5	53.7%
菲力	147	21.7	6.7	41.0%
牛腱	128	21.8	3.9	27.4%

資料來源:美國農業部(USDA)

豬肉：美味元氣補給

豬肉在台灣是最常見的肉類蛋白質來源，富含維生素 B 群，能補充活力，而且方便取得又美味！但攝取時需要特別小心油脂含量，特別是廣受歡迎的豬五花，每 100 公克就藏有超過 50 公克的油脂，在火上一烤就滋滋作響，油香四溢。至於松阪肉，這片來自頸部的珍品，可說是豬肉界的和牛，油花分布細緻，油脂量同樣不低。

里肌肉、梅花肉、嘴邊肉，這幾個部位脂肪含量較低，油脂和蛋白質比例恰到好處，對健身族來說，是雞肉吃膩想換換口味的好選擇。豬耳朵是老饕的最愛，富含膠質、口感 Q 彈，搭配鹹甜滷汁讓人欲罷不能，需要小心鈉含量的攝取。

相較之下，腰內肉則是豬肉部位中的健康首選，每 100 公克脂肪含量僅 10 公克以下，蛋白質含量卻高達 20 公克以上。這種精瘦的部位，最能展現豬肉的原始風味。至於火腿，雖然相對低脂高蛋白，但因為是加工食品，建議少吃。

每 100 公克豬肉營養成分

部位	熱量（kcal）	蛋白質（g）	脂肪（g）	脂肪占比
豬五花	368	14.5	33.9	82.9%
松阪肉	284	17.2	23.3	73.8%
豬里肌	212	19.2	14.4	61.1%
梅花肉	207	18.9	14.0	60.9%
嘴邊肉	182	17.5	11.9	58.8%
豬耳朵	219	24.2	12.8	52.6%
腰內肉	139	21.1	5.4	35.0%
火腿片	147	16.5	4.9	30.0%

資料來源：衛福部食品營養成分資料庫（新版）

雞肉：輕盈健身首選

雞胸肉是增肌減脂的好選擇，不僅蛋白質含量高，脂肪也很低。如果你想要更多口感，雞腿肉也是不錯的部位，而且提供了一些必要的脂肪，但記得要去皮喔！

為什麼要去皮？因為帶皮的雞腿或雞翅，熱量大多來自脂肪，而非蛋白質。如果不小心吃太多雞皮，脂肪攝取量可能會超標。此外，雞內臟同樣富含蛋白質，但膽固醇與嘌呤含量偏高，不宜攝取過多。

每 100 公克雞肉營養成分

部位	熱量（kcal）	蛋白質（g）	脂肪（g）	脂肪占比
帶皮雞腿	214	16.4	16.0	67.3%
雞翅	191	17.5	12.8	60.3%
雞心	153	15.6	9.3	54.7%
雞肝	119	16.9	4.8	36.3%
去皮雞腿	120	19.2	4.2	31.5%
去皮雞胸	120	22.5	2.6	19.5%
雞胗	94	17.7	2.0	19.1%

資料來源：美國農業部（USDA）

魚肉：護心護腦抗發炎

你知道嗎？牛、豬、雞肉和魚肉最大的差別就在於脂肪種類，一種是飽和脂肪，另一種富含不飽和脂肪酸 Omega-3，這兩種脂肪在身體裡的作用和代謝方式完全不同。

飽和脂肪主要用來穩定細胞膜或儲存能量，一旦攝取過多，容易進入脂肪細胞囤積。相較於飽和脂肪，Omega-3 能幫助細胞正常運作，包括：**保護大腦、減少發炎**，還能**穩定神經系統功能**。因為分子結構不穩定，也比較容易被快速分解為能量，不易囤積為脂肪。[12]

魚類普遍蛋白質含量高，根據棲息地可大致分為深海魚與淺水魚。常見的深海魚有鯖魚、鮭魚，富含 Omega-3、DHA 和 EPA，不僅能降低俗稱壓力荷爾蒙的皮質醇，還能減少發炎、保護心血管與腦部健康。雖然屬於高油脂魚類，但脂肪多為健康的「好油」。

　　淺水魚則有虱目魚、鱸魚、吳郭魚等。虱目魚的魚肚脂肪含量高、膽固醇也高，Omega-3 含量較少，適量食用即可；虱目魚的魚肉，以及鱸魚、吳郭魚脂肪含量低，是增肌減脂的好選擇。另外日式料理常見的鰻魚，除了是優質的蛋白質與脂肪來源，維生素 A 含量也高，能提升免疫力與肌膚修復。

每 100 公克魚肉營養成分

種類	熱量（kcal）	蛋白質（g）	脂肪（g）	脂肪占比
鯖魚	205	18.6	13.9	61.0%
鰻魚	184	18.4	11.7	57.2%
鮭魚	208	20.4	13.4	58.0%
虱目魚	148	20.5	6.7	40.7%
鱸魚	97	18.4	2.0	18.6%
吳郭魚	96	20.1	1.7	15.9%

資料來源：美國農業部（USDA）

如何吃魚，避免攝取過多重金屬？

♥

低汞魚類：安心吃

像鯖魚、鮭魚這類低汞的深海魚，都是非常好的選擇。研究發現，每週吃 2 到 3 次鯖魚或鮭魚，可降低心血管疾病風險約 20% 至 30%。[13] 食用鮪魚罐頭*時，原料建議選擇正鰹（Skipjack），是少數屬於低汞的鮪魚罐頭。

中汞魚類：適量食用

像鯛魚、石斑魚或一般鮪魚，屬於汞含量中等的魚類。食用鮪魚罐頭時，原料中的長鰭金槍魚（Albacore Tuna）屬於中汞，建議每週不超過一次，避免身體累積過多重金屬。

高汞魚類：少吃或不吃

某些位於食物鏈頂端的魚類，例如大目鮪、劍魚、鯊魚、旗魚，重金屬含量較高，需要特別注意。根據美國食品藥物管理局（FDA）的資料，這些魚的汞含量平均每公斤 0.5 到 1.5 毫克，長期食用可能增加神經系統疾病的風險。[14] 建議少吃甚至不吃，特別是孕婦和小朋友更需要多加注意。

＊作者注：「鮪魚罐頭」其實是統稱，內含多種鮪科魚類，而非單一魚種。美國食品藥物管理局列出了包含正鰹在內的許多品種都可合法標稱為鮪魚，說明市售鮪魚罐頭內的魚肉不一定來自同一種魚。

3-5 植物性蛋白質

植物性蛋白的挑戰與優勢

植物性蛋白雖然健康，除了大豆製品，其他因為某些必需胺基酸含量不足（如甲硫胺酸），導致吸收率相對動物性蛋白稍差。不過，這不代表植物性蛋白不好喔！這個缺點，我們可以透過搭配多種植物性蛋白來源來補足。例如穀物和豆類混搭（如藜麥加豆腐），就能達到完整胺基酸的效果。除此之外，植物性蛋白有許多動物性蛋白難以取代的好處：

(1) 抗氧化能力強

許多植物性食物富含抗氧化劑（如維生素 E、多酚等），能幫助中和自由基，減少對細胞的傷害。

(2) 腎臟友善

植物性蛋白相較動物性蛋白，對腎臟負擔較小。丹麥哥本哈根大學的科學家追蹤了植物性蛋白的攝取與腎臟健康間的關係，發現攝取堅果和豆類的人，罹患慢性腎臟病的風險分別降低了 19% 和 17%。[15]

(3) 降低慢性病風險

植物性飲食與心血管疾病、糖尿病等慢性病的風險降低有密切關係。

(4) 延長壽命

2020 年《美國醫學會內科醫學期刊》的一項研究指出，把盤子裡的 20% 動物性蛋白換成植物性蛋白，總死亡率和心血管疾病致死率可分別降低 10%。這項研究追蹤了約 41 萬人，顯示植物性蛋白不僅能提升健康，還能延長壽命。[16]

大豆：植物性蛋白最優選

如果說植物界有「完全蛋白」的代表，那一定是大豆！大豆不僅擁有所有人體必需胺基酸，增肌效果還能媲美乳清蛋白。美國《營養期刊》曾發表一項研究，由俄亥俄州立大學招募 19 到 25 歲男性，進行 9 週的肌力

訓練,分別讓他們攝取大豆蛋白棒、乳清蛋白棒,以及不額外攝取的控制組。[17] 實驗結果很有意思:

- **肌肉量**:大豆蛋白組增長約 1.5 公斤,乳清蛋白組增長約 1.6 公斤,增肌量顯著超過僅訓練組。
- **抗氧化能力**:乳清蛋白組抗氧化酵素水準下降,但大豆蛋白組依舊維持穩定。

這項研究說明,大豆蛋白不僅能幫助增肌,還能幫助身體的抗氧化功能。不過大豆中富含異黃酮,因此很多人擔心豆製品吃多了會有副作用,像是女性罹癌風險增加、男性出現乳房問題等。這是真的嗎?所以我們到底可以吃多少豆製品呢?

❖ 女生吃大豆好處多

吃大豆容易得乳癌?研究證明並非如此。大豆異黃酮是一種植物性雌激素,結構與人體雌激素相似。美國癌症學會研究指出,攝取較多大豆異黃酮的女性,全因死亡率比攝取少的人更低。[18] 中國一項大規模研究則顯示,攝取較多大豆的女性,停經前乳癌風險降低了 59%。[19]

此外,大豆異黃酮對更年期女性也很有幫助。研究發現,每天攝取 90 毫克異黃酮,可以減少熱潮紅和關節肌肉問題,效果比安慰劑組高出許多。[20]

❖ 男生吃大豆不會變娘

至於吃大豆對男性的影響，也與謠傳不同。義大利 2004 年研究發現，以大豆蛋白配方奶粉餵養的孩子，青春期發育正常，骨骼健康，也沒有男性乳房發育或其他荷爾蒙問題。[21]

2020 年一篇回顧文獻更進一步確認，長期適量攝取大豆異黃酮，不會影響男性的睪固酮或雌激素濃度。[22] 特別是進行重量訓練的男性，飲用大豆蛋白還能幫助提升睪固酮濃度，效果不輸乳清蛋白。

至於男性女乳症，除了病理性原因，通常是體脂肪過高，脂肪細胞製造雌激素，導致乳腺組織增生。大豆蛋白與乳房發育無關，是健康又安全的蛋白質來源。

❖ 每天可以吃多少豆製品？

哈佛大學公共衛生學院建議，每天攝取 40 到 50 毫克的大豆異黃酮，有助於舒緩更年期症狀。[23] 簡單來說：

- 一杯 400 毫升豆漿約含 12 毫克異黃酮，14 公克蛋白質。
- 一盒豆腐約含 20 毫克異黃酮，14 公克蛋白質。

雖然豆製品對人體有益，還是要適量攝取，也不能把豆漿當水喝喔！除了豆漿、豆腐，還有其他各式各樣好吃的豆製品。

每 100 公克豆製品營養成分

種類	熱量 (kcal)	蛋白質 (g)	脂肪 (g)	碳水 (g)	蛋白質占比	脂肪占比
豆皮	209	25.3	11.0	2.4	48.4%	47.4%
無糖豆漿	35	3.6	1.9	0.7	41.1%	48.9%
凍豆腐	131	12.9	7.1	3.9	39.4%	48.8%
五香豆干	197	19.3	10.6	6.2	39.2%	48.4%
黑豆干	197	19.0	12.5	2.1	38.6%	57.1%
板豆腐	88	8.5	3.4	6.0	38.6%	34.8%
嫩豆腐	53	4.9	3.0	1.6	37.0%	50.9%
冷凍毛豆仁	135	12.5	6.1	9.8	37.0%	40.7%
三角油豆腐	160	12.7	13.3	0	31.8%	74.8%
百頁豆腐	196	13.4	13.1	6.3	27.3%	60.2%

資料來源：衛福部食品營養成分資料庫（新版）

　　蛋白質占熱量百分比愈高，表示吃這樣食物同時攝取的額外卡路里愈少。豆漿是蛋白質占比超過 40% 的優質食物，每 100 公克豆漿含有高達 3.6 公克的蛋白質，一杯 400 毫升的豆漿，蛋白質還量相當於兩顆蛋。

　　豆漿是黃豆經過一番蒸煮，再透過濾渣的洗禮，在煮沸時表面會自然凝結成一層薄膜，這層薄膜經過風吹日曬，就會變成我們俗稱的豆皮。豆皮蛋白質含量極高，但為了健康盡量選擇原型，少吃油炸過的豆皮。

板豆腐就是俗稱的傳統豆腐，因為添加了石膏硫酸鈣，鈣質含量特別豐富，對於牙齒和骨骼大有裨益。一塊田字型的板豆腐約 400 公克，一格大概含有 8 公克蛋白質以及 140 毫克鈣質，熱量僅 88 大卡左右，冷凍後的凍豆腐也很受大家喜愛。

　　至於嫩豆腐，水分含量高，口感特別滑嫩。但因為使用葡萄糖酸內酯做為凝固劑，所以跟傳統豆腐比起來，就沒那麼能補充鈣質了。油豆腐是將板豆腐或嫩豆腐拿去油炸後的產物。兩塊三角形的油豆腐大約 55 公克，分別提供 7 公克左右的蛋白質和脂肪。吃油豆腐的時候，要特別注意油的品質，以免攝入過多不健康的脂肪。

　　豆干是將豆腐加壓、烘乾後得到的產品。因為水分含量少，所以蛋白質和鈣質含量都比傳統豆腐來得高。百頁豆腐嚴格說起來不算豆腐，是將水、大豆蛋白、澱粉和大豆油等材料乳化後製成的。雖然蛋白質含量不錯，每 100 公克約有 13 公克蛋白質，相當於兩顆蛋，但因為油脂和澱粉含量較多，屬於「偶爾享用就好」的加工食品。

　　另外我想特別提一下很多人又愛又怕的臭豆腐。把蔬菜發酵產生的「菜梗水」，加上豆腐渣，繼續發酵成「臭滷水」，最後把老豆腐泡進去，利用植物性蛋白質繼續發酵，最後變成一塊塊「香氣四溢」的臭豆腐。

臭豆腐經過發酵，含有大量益生菌，有助於維持腸道菌群平衡，促進腸道健康，改善消化功能。

然而，臭豆腐在製作過程中容易受到環境和衛生條件的影響，若製作過程不夠嚴謹，可能導致食品安全問題。此外，臭豆腐通常以油炸方式烹調，可能會攝取過量的油脂和熱量，對心血管健康不利，建議多選擇蒸煮臭豆腐為佳。

小麥蛋白：增肌效率不如預期

由杜蘭小麥製成的義大利麵，包裝上標示每 100 公克有 15 公克蛋白質，蛋白質含量看起來不少，只是這些蛋白質對增肌真的有幫助嗎？

事實是，義大利麵中的蛋白質主要來自麩質，但麩質的利用率其實很低。換句話說，吃義大利麵時，並無法真正攝取到足夠且有效的蛋白質，因此對增肌效果幫助有限。

小麥蛋白的主體就是麩質，所以當你想靠小麥蛋白增肌時，問題就來了。一項荷蘭研究讓受試者分別攝取 35 公克乳清蛋白和 35 公克水解小麥蛋白，然後檢查血中肌原纖維蛋白合成率（Fractional Synthetic Rate, FSR）。[24] 結果顯示，乳清蛋白組的蛋白合成率明顯高於小麥蛋白組。

有人可能會問:「那把小麥蛋白的量加倍,行不行?」答案是:不行!

研究進一步發現,即使把小麥蛋白提高到 60 公克,血中亮胺酸濃度仍低於攝取 35 公克乳清蛋白的組別。背後原因與小麥蛋白的 DIAAS 只有 45% 有關,表示小麥蛋白的胺基酸利用效率偏低。

因此,在計算蛋白質攝取量時,米飯、麵食等植物性蛋白的含量最好除以二再計算,這樣較能貼近身體真正吸收的有效蛋白質量。義大利麵雖然好吃,但想靠吃麵增肌,可能還是得搭配其他高品質的蛋白質來源,比如乳清蛋白或大豆蛋白喔!

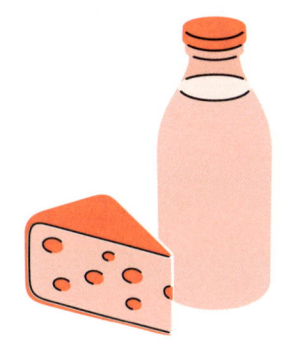

動植物性蛋白的取捨

♥

均衡攝取動物性與植物性蛋白，能同時獲得兩者的優勢。動物性蛋白提供快速吸收的營養，植物性蛋白則帶來長期健康的保護。

特點	動物性蛋白	植物性蛋白
吸收率	吸收率高，且胺基酸比例接近人體需求，利用率佳	吸收率較低，可透過穀物和豆類搭配達成完整胺基酸
抗氧化能力	自由基生成多，氧化壓力大	抗氧化能力強
腎臟健康	大量攝取，可能增加腎臟負擔	相對腎臟友善
慢性病風險	大量攝取高油脂肉類可能增加罹患心血管疾病風險	可降低心血管疾病和糖尿病風險
壽命影響	無研究顯示有顯著壽命延長效果	有助延長壽命，降低總死亡率

日常攝取建議以動物性蛋白與植物性蛋白比例各半為目標，根據自己的健康需求進行調整。重點是適量攝取、講求多樣化，既能享受到健康的好處，也能避免潛在的風險。試著開始為自己的餐盤創造平衡吧！讓營養與健康同行，活出最好的自己。

3-6 蛋白質補充劑的選擇

為什麼需要蛋白質補充劑

29 歲的小君，是一位瑜伽老師，最近決心減重以改善體態。她知道蛋白質對減脂和維持肌肉的重要性，卻苦於自己不喜歡吃肉，覺得肉的味道和口感都不合胃口。小君試著用豆腐來補充蛋白質，但以她的體重 58 公斤來看，每天至少需要攝取 58 公克蛋白質，等於要吃四盒嫩豆腐；如果要減重，更是要吃到近 90 公克的蛋白質，這讓她擔心大豆異黃酮攝取過量，也讓她感到困擾。

在尋求解決方法時，小君來到我的門診。我建議她試試蛋白粉，這是一種方便而且高效的蛋白質補充劑，不僅能靈活融入食物，味道和口感對一般人來說，也很容易接受。

小君接受了建議，開始在每天的餐點中嘗試加入蛋白粉。早餐時，她在燕麥片或希臘優格中加入一勺蛋白粉；晚餐時，則是將蛋白粉混入無糖豆漿中飲用。這樣的調整，讓她的蛋白質攝取量迅速提升，備餐也變得更輕鬆、更簡單。

幾個月後，小君的努力有了成果。她的體脂率明顯下降，身形更緊實、更有線條，運動表現也明顯進步。如果你對傳統的蛋白質來源感到困擾，像蛋白粉這樣的補充劑就是一個靈活又高效的好選擇，能幫助你輕鬆攝取到足夠的蛋白質！

減重時，成年人一天需要的蛋白質量是每公斤體重 1.2 到 2 公克。以體重 80 公斤來計算，一天需要吃 96 到 160 公克的蛋白質。這麼高的蛋白質需求量，不太容易單靠日常飲食攝取足量，想想看，一天要吃五、六片雞胸肉，這幾乎很難達成。這時候，蛋白質補充劑就派上用場了。

蛋白質來源與種類

蛋白質根據食物來源，可分為動物性蛋白與植物性蛋白。在蛋白質補充劑中，動物性蛋白通常是指乳清蛋白，至於植物性蛋白常見的有大豆蛋白、豌豆蛋白等。

❖ 動物性蛋白

乳清蛋白來自奶製品，是動物性蛋白中的佼佼者，不僅是完全蛋白，吸收利用率也高，對增肌特別友好。

❖ 植物性蛋白

大豆蛋白是完全蛋白，豌豆蛋白由於胺基酸不完整，吸收利用率稍遜大豆蛋白一籌。不過高度精製後取得的分離蛋白，能更有效被人體吸收。

蛋白質種類	DIAAS
乳清蛋白	> 110%
大豆分離蛋白	92-98%
豌豆分離蛋白	65-75%

乳清蛋白的優勢與挑戰

乳清蛋白提供均衡的胺基酸，尤其富含亮胺酸（leucine）等關鍵胺基酸，有助於肌肉修復與合成，特別是在運動後，能迅速促進肌肉恢復和增長。乳清蛋白的快速吸收特性，使胺基酸能迅速釋放到血液中，縮短肌肉修復時間。

除此之外，乳清蛋白的質地細膩，溶解性佳，與各種飲品搭配時口感滑順，深受健身族群的喜愛。

但乳清蛋白也有一些潛在挑戰需要留意。由於能快速提高胰島素和 IGF-1[*]濃度，雖然對增肌很有幫助，卻可能減緩減脂進程，還可能刺激皮脂腺分泌，導致毛孔堵塞或痘痘（痤瘡）生成。

另外，對患有乳糖不耐症的人來說，乳清蛋白中的乳糖，可能會引起腹脹或腹瀉等不適感。為了改善負面影響，乳清蛋白有不同的加工方式，可分為下列幾種：

加工方式	適合對象	吸收效率
濃縮乳清蛋白（WPC）	含較多脂肪和乳糖，適合一般人，但對乳糖不耐症者不友好	中等
分離乳清蛋白（WPI）	去除大部分脂肪和乳糖，純度高，適合需控制脂肪攝取的人	快速
水解乳清蛋白（WPH）	蛋白質經預分解，適合乳糖不耐、需要快速修復的運動人群	最快

乳清蛋白雖然效果顯著，但選擇適合自己需求的類型，或結合其他蛋白質補充劑，才能更好的達成增肌減脂的目標！

＊編注：IGF-1 全名「第一型類胰島素生長因子」（Insulin-like Growth Factor 1），是參與人體成長發育和修復組織的重要激素。

植物性蛋白的優勢

至於吃植物性蛋白有哪些好處呢？植物性蛋白的吸收速度較慢，胺基酸能穩定釋放到血液中，幫助維持長時間的飽腹感，特別適合減重人群。不含乳糖的特性，避免消化不適，使植物性蛋白成為乳糖不耐症者的理想選擇。

植物性蛋白通常含有較低的飽和脂肪和膽固醇，有助於降低心血管疾病的風險。此外，植物性蛋白產生的酸性代謝產物較少，對腎臟更友善，特別適合有慢性腎病的患者。除了能幫助身體維持健康，植物性蛋白對環境也更友好，能減少碳足跡，是一種符合可持續飲食理念的選擇，不僅支持個人健康，也在默默保護地球。

蛋白質補充的理想搭配

在不同情況下，選擇合適的蛋白質補充劑，可以讓身體需求得到更精準的滿足。日常補充時，大豆蛋白是不錯的選擇，富含必需胺基酸，能穩定吸收，幫助維持長時間的飽腹感。至於運動過後，乳清蛋白的快速吸收特性，能迅速修復肌肉，幫助肌肉恢復和增長。

乳清蛋白與植物性蛋白比較

特點	乳清蛋白	植物性蛋白
吸收效率	吸收速度快，利用率高，特別適合運動後快速修復肌肉	吸收速度較慢，胺基酸可穩定釋放，有助於長時間飽腹，但豌豆蛋白吸收率較差
皮膚健康	由於快速提升胰島素與 IGF-1 濃度，可能刺激皮脂腺分泌，增加毛孔堵塞或長痘痘的風險	對皮膚較友善，且抗氧化能力較強
乳糖不耐	含乳糖，乳糖不耐症患者可能引起腹脹或腹瀉等不適	不含乳糖，適合乳糖不耐的人食用，較無消化不適問題
腎臟友善	吸收速度快，對腎臟負擔較大	酸性代謝產物低，對腎臟友善
環境影響	生產過程碳足跡較高	環境友好，生產過程碳足跡低

建議可以在早餐的燕麥片或豆漿中，加入大豆蛋白，幫助控制食慾和穩定血糖；運動後則選擇攝取乳清蛋白，迅速補充肌肉修復所需的胺基酸。像這樣在日常中靈活搭配，不僅方便，還能最大化發揮蛋白質的功效，讓健康與健身目標更容易達成。

無論是乳清蛋白還是植物性蛋白，都各有優勢。你可以採取動植物各半的攝取方式，或選擇植物性蛋白略多的比例，這對身體和環境都更加友好。如果覺得麻煩，還有預先混合好的複方蛋白粉，結合兩者的好處，讓補充變得更加簡單高效！

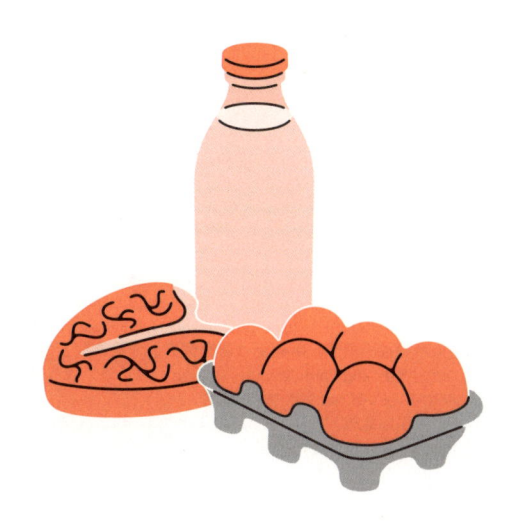

參考資料

1. 〈測試瘦體型人群的蛋白質槓桿效應〉(Testing Protein Leverage in Lean Humans: A Randomised Controlled Experimental Study),《PLoS ONE》期刊,https://journals.plos.org/plosone/article?id=10.1371/journal.pone.0025929。
2. 〈菁英運動員的減重建議:著重於身體組成與運動表現〉(Recommendations for Weight Loss in Elite Athletes: A Focus on Body Composition and Performance),《國際運動營養與代謝期刊》(International Journal of Sport Nutrition and Exercise Metabolism),https://pubmed.ncbi.nlm.nih.gov/29182451/Protein。
3. 〈阻力訓練後的長時間恢復過程中,蛋白質攝取時機與分布會改變肌原纖維蛋白合成〉(Timing and Distribution of Protein Ingestion During Prolonged Recovery From Resistance Exercise Alters Myofibrillar Protein Synthesis),《生理學期刊》(Journal of Physiology),https://pubmed.ncbi.nlm.nih.gov/23459753/。
4. 〈蛋白質在減重與維持體重中的角色〉(The Role of Protein in Weight Loss and Maintenance),《美國臨床營養期刊》(The American Journal of Clinical Nutrition),https://pubmed.ncbi.nlm.nih.gov/25926512/。
5. 〈高蛋白早餐對不吃早餐的過重/肥胖青春期晚期少女的食慾、荷爾蒙,與調控能量攝取的神經訊號有正面影響〉(Beneficial Effects of a Higher-Protein Breakfast on the Appetitive, Hormonal, and Neural Signals Controlling Energy Intake Regulation in Overweight/Obese, "Breakfast-Skipping," Late-Adolescent Girls),《美國臨床營養期刊》,https://www.ncbi.nlm.nih.gov/pmc/articles/PMC3718776/。
6. 《探討高蛋白與一般蛋白早餐對過重/肥胖且習慣不吃早餐青少年日常血糖控制的影響》(A Pilot Study Examining the Effects of Consuming a High-Protein vs Normal-Protein Breakfast on Free-Living Glycemic Control in Overweight/Obese 'Breakfast Skipping' Adolescents),《國際肥胖期刊》(International Journal of Obesity),https://www.nature.com/articles/ijo2015101。
7. 〈進食順序對飯後血糖和胰島素濃度有顯著影響〉(Food Order Has a Significant Impact on Postprandial Glucose and Insulin Levels),《糖尿病照護》(Diabetes Care),https://www.ncbi.nlm.nih.gov/pmc/articles/PMC4876745/。
8. 〈空腹狀態下,運動前攝取蛋白質對中強度跑步機運動的代謝影響〉(Metabolic Impact of Protein Feeding Prior to Moderate-Intensity Treadmill Exercise in a Fasted State: A Pilot Study),《國際運動營養學會期刊》(Journal of the International Society of Sports Nutrition),https://jissn.biomedcentral.com/articles/10.1186/s12970-018-0263-6。
9. 〈人類營養中的膳食蛋白質品質評估〉(Dietary Protein Quality Evaluation in Human Nutrition),《聯合國糧農組織食品與營養報告》(FAO Food and Nutrition Paper),https://www.fao.org/ag/humannutrition/35978-02317b979a686a57aa4593304ffc17f06.pdf。
10. 〈癌症:紅肉及加工肉類攝取的致癌性〉(Cancer: Carcinogenicity of the consumption of red meat and processed meat),世界衛生組織,https://www.who.int/news-room/questions-and-answers/item/cancer-carcinogenicity-of-the-consumption-of-red-meat-and-processed-meat。
11. 〈膳食蛋白質來源與慢性腎臟病發生風險:社區動脈粥樣硬化風險研究結果〉(Dietary Protein Sources and Risk for Incident Chronic Kidney Disease: Results From the Atherosclerosis Risk in Communities (ARIC) Study),《腎臟營養期刊》(Journal of Renal Nutrition),https://pubmed.ncbi.nlm.nih.gov/28065493/。
12. 〈多元不飽和與飽和脂肪過量攝取對人體肝臟及內臟脂肪的影響〉(Overfeeding Polyunsaturated and Saturated Fat Causes Distinct Effects on Liver and Visceral Fat Accumulation in Humans),《糖尿病》(Diabetes),https://pubmed.ncbi.nlm.nih.gov/24550191/。
13. 〈魚類攝取、魚油、Omega-3脂肪酸與心血管疾病〉(Fish Consumption, Fish Oil, Omega-3 Fatty Acids, and Cardiovascular Disease),《循環》(Circulation),https://www.ahajournals.org/doi/10.1161/01.cir.0000038493.65177.94。
14. 〈魚類攝取建議〉(Advice About Eating Fish),美國食品藥物管理局,https://www.fda.gov/media/102331/download。

15 〈高蛋白飲食對腎臟功能的長期影響〉（Long-Term Effects of High-Protein Diets on Renal Function），《營養學年度評論》（*Annual Review of Nutrition*），https://doi.org/10.1146/annurev-nutr-071714-034426。
16 〈植物性和動物性蛋白質攝取與全因及特定死因死亡率的關聯性〉（Association Between Plant and Animal Protein Intake and Overall and Cause-Specific Mortality），《美國醫學會內科醫學期刊》（*JAMA Internal Medicine*），https://pubmed.ncbi.nlm.nih.gov/32658243/。
17 〈大豆與乳清蛋白棒對運動訓練中瘦體重及抗氧化狀態的影響〉（Soy Versus Whey Protein Bars: Effects on Exercise Training Impact on Lean Body Mass and Antioxidant Status），《營養期刊》（*Nutrition Journal*），https://nutritionj.biomedcentral.com/articles/10.1186/1475-2891-3-22。
18 〈乳癌倖存者的膳食異黃酮攝取量與全因死亡率：乳癌家族登記研究〉（Dietary Isoflavone Intake and All-Cause Mortality in Breast Cancer Survivors: The Breast Cancer Family Registry），《癌症》（*Cancer*），https://www.ncbi.nlm.nih.gov/pmc/articles/PMC5444962/。
19 〈青少年與成人攝取豆製品與乳癌風險的關聯：上海女性健康研究結果〉（Adolescent and Adult Soy Food Intake and Breast Cancer Risk: Results from the Shanghai Women's Health Study），《美國臨床營養期刊》，https://pubmed.ncbi.nlm.nih.gov/19403632/。
20 〈植物性雌激素對更年期熱潮紅的影響〉（Phytoestrogens for Menopausal Vasomotor Symptoms），《考科藍系統性文獻回顧資料庫》（*Cochrane Database of Systematic Reviews*），https://www.cochranelibrary.com/cdsr/doi/10.1002/14651858.CD001395.pub4/full。
21 〈兒童食用大豆蛋白配方奶：長期餵養不會造成荷爾蒙影響〉（Soy Protein Formulas in Children: No Hormonal Effects in Long-Term Feeding），《兒童內分泌與代謝期刊》（*Journal of Pediatric Endocrinology and Metabolism*），https://pubmed.ncbi.nlm.nih.gov/15055353/。
22 〈大豆與異黃酮攝取皆不影響男性生殖激素：臨床研究擴大與更新的統合分析〉（Neither Soy nor Isoflavone Intake Affects Male Reproductive Hormones: An Expanded and Updated Meta-Analysis of Clinical Studies），《生殖毒理學》（*Reproductive Toxicology*），https://pubmed.ncbi.nlm.nih.gov/33383165/。
23 〈直言不諱談大豆〉（Straight Talk About Soy），哈佛大學公共衛生學院（Harvard T.H. Chan School of Public Health），https://www.hsph.harvard.edu/nutritionsource/soy/。
24 〈隨機試驗下，攝取小麥蛋白可提高健康老年男性體內肌肉蛋白質合成率〉（Ingestion of Wheat Protein Increases In Vivo Muscle Protein Synthesis Rates in Healthy Older Men in a Randomized Trial），《營養學雜誌》（*The Journal of Nutrition*），https://doi.org/10.3945/jn.116.231340。

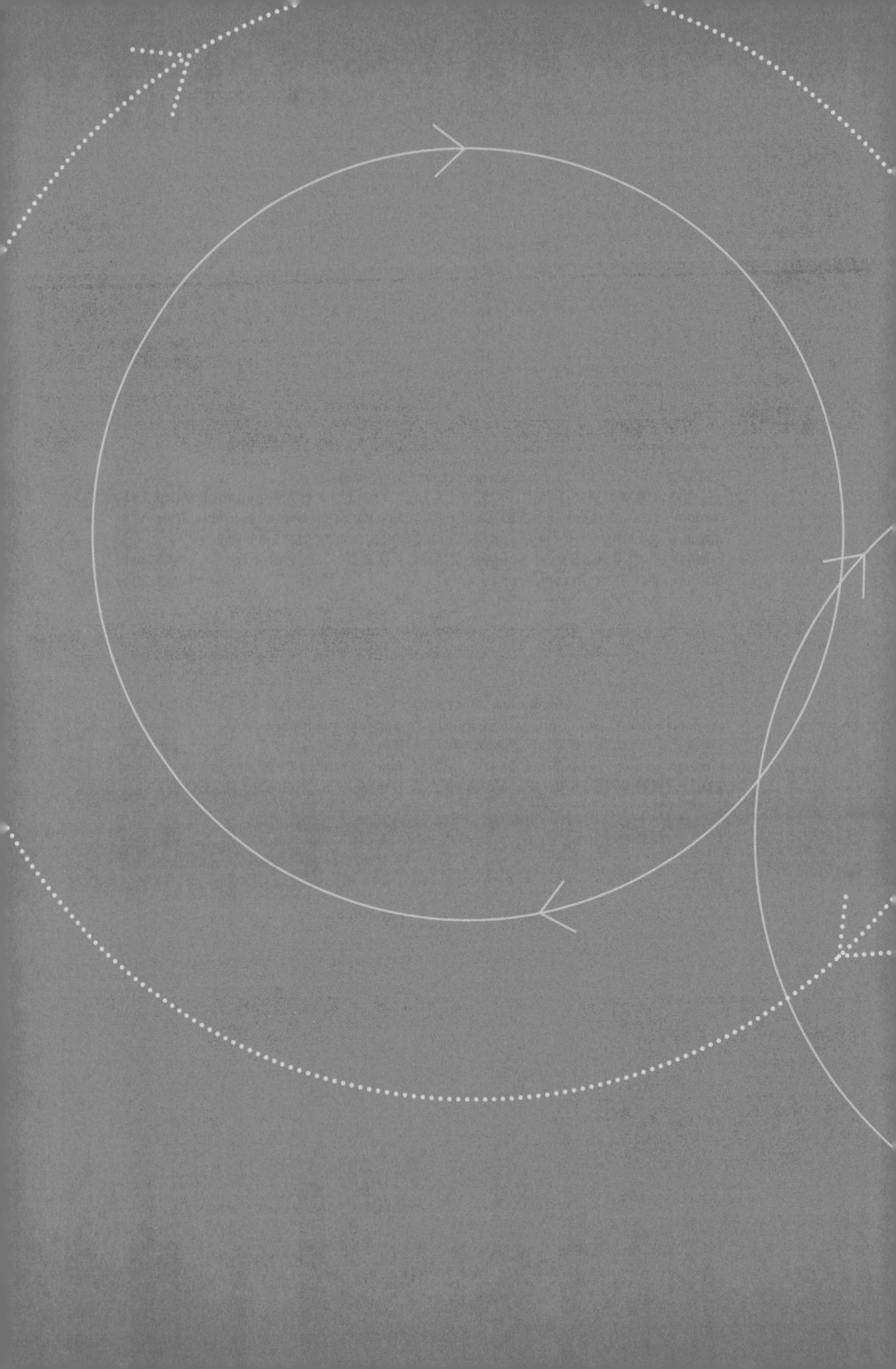

Ch.4
脂肪

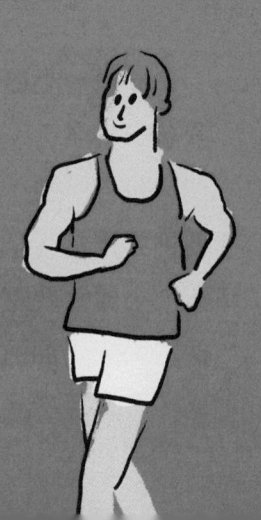

4-1 好油脂有助健康瘦身

小麗今年 30 歲,是一位健身房舞蹈老師。為了維持舞者的線條,她幾年來只吃水煮青菜和瘦肉,任何油脂都被她視為禁忌。

一開始,身體確實輕盈了,彷彿什麼都順風順水。但隨著時間過去,小麗的身體開始抗議。月經像是在跟她玩捉迷藏,躲著不出來;皮膚、頭髮失去光澤,甚至開始掉髮;更糟的是,體重停留在一個地方,無論她怎麼努力,都不再動了。

於是,小麗走進診所,坐在我面前求助:「醫生,我該怎麼辦?」

我告訴她:「脂肪其實是荷爾蒙的好朋友,關鍵是要挑對種類。」

小麗需要吃油脂沒錯,但不是什麼脂肪都能攝取,像肥肉或奶油這類「飽和脂肪」會讓身體負擔太重,她

真正需要的是好油脂，也就是「**不飽和脂肪**」。

我建議她在日常生活加點雞胸肉、魚類，搭配橄欖油、堅果、酪梨和鮭魚，融入她的餐盤中。小麗聽進去了。在教課的日子，她吃得均衡，蛋白質、澱粉、健康脂肪一樣都沒少，還偶爾會打一杯加蛋白粉與奇亞籽的奶昔。不教課的日子，她則是嘗試低碳飲食，提高健康油脂的比例。

幾週後，小麗再次出現在診所。這次，她笑得自信又自然，月經恢復了節奏，體重也穩定下降。「我終於覺得自己有在愛身體了。」她說。

很多人害怕脂肪，避之唯恐不及，卻不知道，脂肪其實是「潤滑油」，確保身體這台複雜機器運轉順暢。脂肪不只是能量的來源，還幫助我們合成荷爾蒙、維持細胞結構，讓我們能吸收維生素 A、D、E、K。

缺乏脂肪的隱憂

健康並不是一場跟體重的戰爭，而是與身體和解，找到平衡。為了維持平衡，脂肪是我們不可或缺的營養成分。一般成年人每天每公斤體重建議攝取 0.8 到 1.2 公克的油脂，相當於每日總熱量的 25% 到 30%。但如果油脂攝取量不足，身體會怎麼樣呢？

(1) 荷爾蒙失調

　　脂肪是荷爾蒙的原料，缺乏脂肪，身體就像缺了油的引擎一樣難以運轉。負面效果除了情緒不順，雌激素、睪固酮失衡，生殖健康亮起了紅燈。女性則容易出現月經不規律、經痛加劇，甚至停經的危機。

(2) 膚況暗沉，髮量稀疏

　　脂肪攝取不足，肌膚容易變得乾燥、蠟黃、脫皮，缺乏彈性與光澤，頭髮也是一樣。細胞膜失去脂肪保護，皮膚和毛髮就像房子沒了支撐，搖搖欲墜。

(3) 維生素無法被吸收利用

　　脂溶性維生素 A、D、E、K 必須搭著脂肪的便車，才能進入到我們的身體裡。少了脂肪的引導，維生素就會迷路，無法抵達目的地。缺乏這些養分，將導致視力模糊、骨骼脆弱、免疫力下降等嚴重後果。

(4) 大腦起霧

　　大腦有 60% 是脂肪，尤其是 **Omega-3 脂肪酸**，用以穩定神經和情緒。缺乏脂肪，大腦就像關了燈的房間，焦慮、低落、記憶力和專注力下降，甚至陷入憂鬱的陰霾。

(5) 基礎代謝下降

當身體察覺你長期不供給脂肪，就會啟動「節能模式」，讓你的基礎代謝率降低，能量消耗減少。你會發現，明明吃得很少，體重卻停滯不降，甚至慢慢爬升，這就是單靠節食減重的惡性循環。

攝取健康油脂的優點

過去，我們對脂肪有許多誤解，覺得油脂是減重的頭號敵人。小麗的故事告訴我們，重點不是「不吃脂肪」，而是學會「吃對脂肪」，攝取健康的油脂，所獲得的益處絕對超乎你的想像。所以，吃對脂肪有什麼好處呢？

❖ 提升身體代謝

選擇優良的脂肪來源，會影響身體的代謝與能量利用效率。研究發現，用單元不飽和脂肪酸（如橄欖油中的油酸）取代飽和脂肪酸時，身體處理能量的效率會大大提升。[1] 油酸不僅能更快被身體當成能量來源，還不容易轉化成體脂肪儲存。

美國佛蒙特大學一項研究將受試者分成兩組：一組攝取大量奶油與肥肉的典型西方飲食，另一組則是攝取高油酸的地中海飲食。

結果顯示，攝取地中海飲食的受試者活動量提升了 12% 到 15%，至於在靜息狀態下的能量消耗也增加了 3% 到 4.5%。更讓人訝異的是，他們的情緒變得穩定，憤怒與敵意感也明顯減少。

❖ 改善體態

脂肪的種類不只影響代謝，還會決定脂肪堆積的分布位置。瑞典烏普薩拉大學的一項研究，對比了飽和脂肪酸與多元不飽和脂肪酸對身體的影響。[2]

研究將受試者分為兩組：一組每天都吃含棕櫚油（含高飽和脂肪酸）的馬芬蛋糕，另一組則吃含葵花油（含高多元不飽和脂肪酸）的。7 週後，從磁振造影（MRI）的結果發現，棕櫚油組的內臟脂肪增加了 2 倍，肝脂肪也大幅上升；葵花油組的肌肉量（瘦體重）卻增加了近 3 倍，體脂也分布得更加理想。

這證明了，攝取多元不飽和脂肪酸有助於維持健康體態，但過量攝取飽和脂肪酸則容易堆積內臟和肝臟脂肪，增加慢性疾病的風險。

❖ 降低心血管風險

西班牙一項發表在《新英格蘭醫學期刊》的研究，針對 7,447 位心血管疾病高風險者進行了 4.8 年的追蹤，發現食用好油，心血管疾病的發生率比低脂飲食還低。[3]

參與者被分成三組：一組吃地中海飲食搭配初榨橄欖油，一組則是地中海飲食加堅果，另一組則採取低脂飲食。結果顯示，低脂飲食的心血管疾病發生率為 4.4%，地中海飲食配初榨橄欖油的組別則是降到 3.8%，食用堅果的組別更是只有 3.4%。

這意味著，單純減少脂肪攝取並不會讓健康加分，食用正確的油脂來源，例如橄欖油或堅果，才能顯著降低心血管疾病的風險。

脂肪的種類與特性

脂肪的種類和攝取方式，對健康造成的影響不盡相同。以下是脂肪分類與常見來源的簡要說明：

(1) 飽和脂肪：穩定的硬派角色

生活中最容易取得的油脂，在室溫下是固態的，主要來自動物性食品，或存在於部分植物油中。這種脂肪有個優點，就是穩定，不易氧化變質，也能耐高溫。但攝取過多，容易讓血脂飆升，進而增加心血管疾病的風險，建議適量食用就好。常見來源有豬油、奶油、牛油、雞油、椰子油、棕櫚油等。

(2) 單元不飽和脂肪：心臟好朋友

這類脂肪有著「好油」的名聲，對心血管健康尤其有益，能幫助調節血脂，減少壞膽固醇（LDL），增加好膽固醇（HDL）。在地中海飲食中，是不可或缺的靈魂角色。常見來源有橄欖油、酪梨油、苦茶油等。

(3) 多元不飽和脂肪：健康界的巨星

大家常聽到的 Omega-3 和 Omega-6 都屬於這類脂肪。Omega-3 有助於降低發炎反應、能保護心臟、維持大腦功能，對人體特別有益。常見來源有魚油、亞麻籽油等。

Omega-6 則有助於細胞生長及修復，對傷口癒合、免疫系統運作貢獻良多，還參與了荷爾蒙的合成，以及維持皮膚和頭髮的健康。常見來源有大豆油、葵花油、玉米油等。

(4) 反式脂肪：邪惡大反派

這類脂肪絕對是「壞脂肪」的代表，主要透過人工氫化植物油產生。反式脂肪不僅會增加壞膽固醇（LDL），還會降低好膽固醇（HDL），讓心血管問題雪上加霜，少吃甚至避免，是唯一解方。常見來源有人造奶油、酥皮、炸物、糕點、速食等各種加工食品。

看到這裡，相信你已經知道油脂對健康的重要性了！脂肪也不全然是壞的，對吧？下面兩個章節，我會針對「壞脂肪」與「好脂肪」分別說明，讓你更清楚知道怎麼吃，才能將好的油脂安排進碳水循環飲食裡。

壞膽固醇與好膽固醇

低密度脂蛋白膽固醇（LDL）就是俗稱的「壞膽固醇」，高密度脂蛋白膽固醇（HDL）則是「好膽固醇」，一樣都是膽固醇，但兩者的功能以及對健康的影響完全不同。

LDL 會將膽固醇從肝臟運送到全身各組織，但當濃度過高時，容易在血管壁堆積形成斑塊，造成動脈硬化，增加心肌梗塞和中風的風險。就像是在血管裡堆積垃圾的搬運工。

HDL 則扮演清道夫的角色，負責將多餘的膽固醇，從周邊組織運送回肝臟代謝，有助於減少血管壁上的膽固醇堆積，進而保護心血管健康。一般來說，較高的 HDL 與較低的心血管疾病風險有關。

理想的膽固醇狀態是：LDL 要低（＜ 130 mg/dL），HDL 要高（男性 ＞ 40 mg/dL，女性 ＞ 50 mg/dL），這樣才能維持血管暢通，降低心血管疾病風險。

4-2 飽和脂肪與反式脂肪

飽和脂肪易使膽固醇上升

膽固醇是造成高血脂的因素之一，除了由肝臟自行合成外，過量攝取飽和脂肪也會使膽固醇升高，進而影響心血管健康。

一項刊登在《美國醫學會內科醫學期刊》的大型研究中，科學家分析了 8 萬 3 千多名女性護理人員和 4 萬 2 千多名男性健康專業人員的飲食資料。[4]

所有參與者在研究開始時，身體健康，沒有心血管疾病、癌症或糖尿病；在研究最後，卻揭示了一個殘酷的現實：

- ◆ 攝取過多飽和脂肪，死亡率明顯提高。
- ◆ 多元不飽和脂肪（魚油、堅果）與單元不飽和脂肪（橄欖油、酪梨），能讓死亡風險大幅降低。

這項研究還給出了一個驚人的數據。如果把每天飲食中的 10 公克飽和脂肪換成同熱量的多元不飽和脂肪，死亡風險可降低 27%；換成單元不飽和脂肪，死亡率則減少 13%。

《進階營養學》的回顧研究進一步證實，用橄欖油、魚油等健康脂肪取代飽和脂肪，能有效降低心血管疾病的風險。[5]

❖ 飽和脂肪的選擇指南

飽和脂肪酸大多來自動物性食物，要怎麼判斷哪些食物容易升高膽固醇呢？

建議你可以參考「升膽固醇指數」（Cholesterol-Saturated Fat Index, CSI），這是用來評估食物中飽和脂肪酸與膽固醇對血清膽固醇影響的程度。

CSI 的計算公式如下：

0.05 × 膽固醇（mg）＋ 1.01 × 飽和脂肪酸（g）

- ◆ 一片 100 公克的豬五花肉，內含飽和脂肪酸 15 公克，膽固醇 70 毫克。CSI 為 0.05 × 70 ＋ 1.01 × 15 ＝ 18.65
- ◆ 一顆 50 公克的雞蛋，飽和脂肪酸為 1.6 公克，膽固醇為 186 毫克。CSI 為 0.05 × 186 ＋ 1.01 × 1.6 ＝ 10.92

從計算結果得知，豬五花肉 CSI 高達 18.65，雞蛋 CSI 則是 10.92。這告訴我們，豬五花提高膽固醇的能力遠超過一顆雞蛋。不過，雞蛋對血脂的影響視個體差異，仍宜留意整體飲食。

此外，對於有高血脂、高膽固醇或心血管疾病的朋友來說，光是注意膽固醇含量還不夠，真正要小心的，是飽和脂肪酸的伏擊！

讓我們一起來看看各種油脂的 CSI：

油脂種類	CSI	心血管健康影響	發煙點
奶油	約 47-50	飽和脂肪最高，應少量攝取	發煙點 150℃，不適合高溫烹調（如油炸）
牛油	約 45-48	飽和脂肪較高，影響心血管健康較大	發煙點 200℃，相較豬油和雞油略高，適合高溫烹調
豬油	約 40-45	飽和脂肪適中，單元不飽和脂肪含量高	發煙點 190℃，適合中高溫烹調（如煎炸）
雞油	約 35-38	飽和脂肪含量最低，單元不飽和脂肪豐富	發煙點 190℃，適合中高溫烹調

椰子油是好油還是壞油？

♥

　　椰子油會同時升高血液中的好膽固醇（HDL）和壞膽固醇（LDL），這意味著，它並不是心血管健康的救世主，但也不是罪魁禍首。

　　椰子油的中鏈三酸甘油脂（MCT）能快速代謝，提供能量，不易形成體脂肪。部分研究指出，MCT 有助於增加飽腹感，改善胰島素敏感性，對於減重和降低心血管風險有潛在幫助。[6] 如果你的目標是減重或增進健康，直接選擇萃取過的 MCT 油，比選擇椰子油更理想。

　　如果在所有動物性油脂中擇一，豬油略優於奶油，雞油又略優於豬油，不過還是建議以橄欖油、苦茶油等植物油為主要烹調油。

　　雖然 CSI 提供了有用的參考數據，但實際選擇油脂時，還需要考慮更多面向。如果要使用動物性油脂，建議應適量使用並注意來源品質，選擇草飼、有機等較優質的產品。

　　根據世界衛生組織（WHO）建議，飽和脂肪攝取量不超過總熱量的 10%。

美國心臟協會（AHA）進一步建議，為了降低心血管疾病的風險，前述比例應控制在 5% 至 6% 之間。

這意味著，如果一個人的每日總熱量攝取為 2,000 大卡，那麼來自飽和脂肪的熱量就應控制在 200 大卡以下，大約是一根帶皮雞腿的飽和脂肪含量。有興趣計算的話，可以回前面去看看每種肉的脂肪含量喔！

反式脂肪增加罹癌風險

你喜歡酥酥脆脆的餅乾，還是香甜可口的奶油蛋糕？這些讓人欲罷不能的美食背後，總是藏著一位邪惡的反派分子，那就是**反式脂肪**。在台灣，雖然從 2018 年起，政府已經明令禁止在食品中添加人工反式脂肪，但依然不能大意。

故事要從 19 世紀末開始說起。當時化學家發現，只要用鎳催化劑，把氫氣加進植物油裡，液態的油就能變成固態，變成「部分氫化油」，讓食品保存得更久、口感更滑順，反覆加熱也不會分解。從人造奶油、植物起酥油、油炸物與速食，到各種廉價的糕點，反式脂肪成了食品工業的寵兒，也成了我們健康的隱形殺手。

《新英格蘭醫學期刊》研究發現，每天總熱量中僅有 2% 來自反式脂肪，心血管疾病的風險就會增加 23%。[7]

2022年一篇系統性回顧研究更是進一步指出，攝取最多反式脂肪的人，罹患乳癌的風險是攝取最少者的兩倍多。[8]

反式脂肪對健康的危害讓許多國家開始立法管制。丹麥早在2003年全面禁止反式脂肪；美國則在2006年要求食品標示反式脂肪含量，至2018年徹底禁用；台灣在同年跟進，禁止廠商在食物中添加人工反式脂肪。根據世界衛生組織報告，截至2021年底，全球已經有58個國家立法保護32億人免受反式脂肪的威脅。[9]

但在亞洲，禁止情況仍舊不一：

- **最佳實踐政策**：台灣、新加坡、泰國、香港、印度、菲律賓等國家，完全禁止部分氫化油（不完全氫化油），規定食物中工業反式脂肪不得超過總脂肪的2%。
- **較不嚴格的限量政策**：印尼、中國、越南、韓國，這些國家雖然要求標示反式脂肪含量，但並未完全禁用部分氫化油。
- **承諾採取行動的國家**：緬甸、寮國、不丹、尼泊爾，仍在管制的起步階段。

❖ **如何避開反式脂肪？**

世界衛生組織提供了一個簡易的分辨方式：買東西前，看清楚成分表。

當成分裡出現「**部分氫化油**」或「**不完全氫化油**」就是一個危險的暗號，提醒你把商品放回架上。在反式脂肪管制鬆散的地區，路邊的糕餅與油炸物，請預設都含有反式脂肪，因為它便宜又穩定，商人喜愛，我們的身體卻吃不消。

　最安全的方法，就是回歸到「簡單」兩個字。選擇新鮮、原型的食物，少碰包裝零食，讓真實的食材回到你的餐桌。

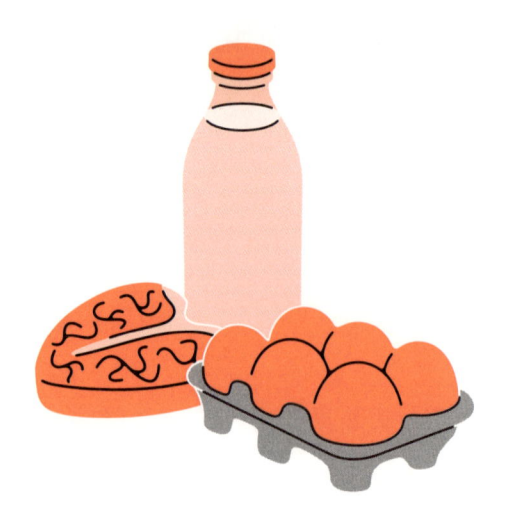

4-3 單元與多元不飽和脂肪

選擇油品的關鍵

講完飽和脂肪和反式脂肪，接下來的主角，換成單元不飽和脂肪和多元不飽和脂肪。這兩類好油，不僅能幫助我們降膽固醇、抗發炎，還能守護心血管健康，讓身體走得更輕盈、更長遠。但問題來了，市面上的油品五花八門，哪些不飽和脂肪更適合高溫煎炒？如果要油炸，什麼樣的油品質最穩定？

選油的關鍵不在品牌，而在下列三個指標：

❖ 發煙點：油的極限溫度

簡單來說，發煙點就是油**開始冒煙**的那一刻。如果超過這個溫度，油脂會分解，產生有害物質，甚至散發刺鼻油煙。這不僅讓廚房變得烏煙瘴氣，還可能增加肺癌的風險。

❖ 氧化穩定度：油的耐久力

除了發煙點，油的氧化穩定度也很重要。氧化穩定度指的是油在儲存時，面對空氣、光線、溫度變化時的抗氧化能力。

❖ Omega-3、6、9：保護心血管健康

Omega-3 能抗發炎、保護心臟，是心血管健康的守護者。Omega-6 雖然是必需營養素，但攝取量過多，容易引起發炎反應。Omega-9 是單元不飽和脂肪酸的代表，能穩定血糖，也能保護心血管。

選擇好油的重點其實是平衡。現代人的飲食往往 Omega-6 攝取過多，Omega-3 過少，讓身體長期處於「慢性發炎」的邊緣。真正的健康，不是極端的補充或斷絕，而是智慧的取捨和平衡。了解選油的指標後，接下來，我們要從發煙點看各種油的特性。

低發煙點油品

低發煙點油品不耐高溫，通常適合涼拌，多富含 omega-3，常見的低發煙點食用油有亞麻油、印加果油等。

❖ 亞麻油

亞麻油發煙點介於 107 ℃ 至 121 ℃ 之間，富含 Omega-3，適合用於涼拌，不建議用於高溫烹調。高溫不僅會破壞營養價值，還可能釋放有害的油煙。

除了發煙點低，亞麻油的「嬌貴」還體現在氧化穩定度較低。油瓶開封後與空氣、光線接觸，便容易氧化，生成過氧化物和自由基。這些對健康不利的物質，提醒我們要妥善保存。將亞麻油存放在避光、陰涼處或冰箱內，並盡量在開封後 6 週到 8 週內使用完畢，是保持最佳狀態的關鍵。

❖ 印加果油

印加果油的發煙點約為 160℃，相較亞麻油稍高，但仍屬低溫範圍，因此不適合高溫烹調，適合用於涼拌或低溫料理。印加果油含有豐富的 Omega-3、Omega-6 與 Omega-9 脂肪酸，有助於心血管健康及抗發炎。

由於印加果油的氧化穩定度同樣較低，接觸空氣或光線就容易變質，建議存放在避光、低溫的環境中，並在開封後盡快食用完畢。一般來說，開封後可於冰箱內保存約 3 個月，避免油脂氧化而影響健康。

中發煙點油品

中發煙點油品主要有芝麻油、橄欖油等。此外還有一些精煉過的中發煙點油品，如葵花油、大豆油、花生油等，也很常見。

❖ **芝麻油**

芝麻油的發煙點約在 177℃ 至 210℃ 之間，有豐富的抗氧化物質，如芝麻酚。然而，其 Omega 6 與 Omega 3 比例高達 57:1，適量攝取能維護免疫力等身體機能，過量攝取可能導致慢性發炎。

❖ **橄欖油**

橄欖油發煙點約在 190℃ 至 220℃ 之間。一般來說，油品從初榨到精煉後氧化穩定度會下降，但發煙點會提高。初榨橄欖油因抗氧化物質含量高，較穩定且營養豐富；精煉橄欖油發煙點高，但抗氧化物含量減少，穩定性較低，且僅耐短時間高溫，不建議長時間高溫烹調。

特級初榨橄欖油富含單元不飽和脂肪酸和抗氧化物質，如維生素 E、多酚等，因此具有很高的氧化穩定度，同時含有大量的 Omega-9，是地中海飲食中不可或缺的一部分。如前所述，以橄欖油取代飽和脂肪能有效降低心血管疾病風險、提高代謝率、減少脂肪囤積。

❖ 大豆油、葵花油、花生油

大豆油、葵花油和花生油屬於精煉過的中發煙點油品，是家庭廚房中常見的食用品，因其發煙點較高，適合用於煎炒和油炸等高溫烹調方式。

大豆油有一定含量的 Omega-3 和 Omega-6，價格實惠且應用廣泛。不過，大豆油容易氧化，建議避免長時間高溫烹煮。

葵花油富含 Omega-6，但 Omega-3 比例相對不足，長期過量攝取可能增加發炎風險。適合短時間高溫烹調，且需搭配富含 Omega-3 的油品來平衡。

花生油風味濃郁，富含單元不飽和脂肪酸，穩定性較高，適合爆香、煎炒等用途，但需注意選擇經過品質檢驗的花生油，以避免黃麴毒素的風險。

高發煙點油品

高發煙點油品適用於煎炒和油炸等高溫烹調方式，常見的高發煙點食用油有酪梨油、苦茶油、玄米油等。

❖ 酪梨油

酪梨油以其 250℃ 的高發煙點而聞名，是少數適合高溫烹調的營養油品。不論煎炒還是油炸，酪梨油都能在高溫下保持穩定，不易產生有害物質。

除了烹調特性，酪梨油的營養價值也令人讚嘆。富含單元不飽和脂肪酸 Omega-9，能幫助降低壞膽固醇（LDL）、提升好膽固醇（HDL），對心血管健康非常有益，還含有維生素 E 和其他抗氧化物質，有助於抗老化和細胞修復。

❖ 苦茶油

苦茶油的發煙點約 220℃，富含單元不飽和脂肪酸 Omega-9，能幫助降低壞膽固醇，提升心血管健康。苦茶油有天然的抗氧化特性，能減少油脂氧化，適合煎炒、燉煮等多種烹調方式。此外，苦茶油還含有維生素 E 和茶多酚，能幫助抗氧化與抗發炎。

❖ 玄米油

玄米油來自糙米胚芽和米糠，發煙點高達 240℃，穩定性極佳，適合煎、炒、炸等高溫烹調。玄米油含有較酪梨油多的 Omega-6 脂肪酸，且含有獨特的營養成分「穀維素」，這是一種抗氧化劑，有助於抗老化與降低壞膽固醇。

各種食用油特性比較[*]

油品種類	發煙點（°C）	氧化穩定度	Omega-3:6:9 含量	適合烹調方式
亞麻油	約 107-121	低	高 Omega-3	不宜烹調
印加果油	約 160	低	5:4:1	涼拌 低溫烹調
芝麻油	約 177-210	中	1:57:18	涼拌 低溫烹調
初榨橄欖油	約 190-220	高	1:12:77	涼拌 低溫烹調
精煉橄欖油	約 210-240	中	1:12:77	涼拌 低溫烹調
大豆油	約 234-238	中	1:540:250	中溫烹調
葵花油	約 227-232	中	1:340:115	中溫烹調
花生油	約 231-236	中	1:93:160	中溫烹調
酪梨油	約 250	高	1:13:70	高溫烹調
苦茶油	約 220	高	1:21:188	高溫烹調
玄米油	約 240	高	1:71:91	高溫烹調

[*]作者注：本表數據是依官方資料或常見文獻平均值／區間值估算，實際含量與發煙點，會因品種、產季、精製程度、檢測條件而略有差異，僅供參考，請以產品包裝或檢驗報告為準。

4-4 食用堅果的益處與注意事項

執行碳水循環的過程中，通常我會建議大家食用一種好的油脂來源，就是堅果。堅果是一種含有健康不飽和脂肪酸 omega-3 和 omega-6、膳食纖維，及抗氧化物質的高品質食品。發表在《新英格蘭醫學期刊》上的一項研究表示，常吃堅果的人死亡率顯著較低。[10]

這項研究追蹤觀察了 10 萬多名健康專業人員達 30 年之久，發現每週食用超過 7 次堅果的人，死亡率比完全不吃堅果的人低了 20%。除此之外，每天食用適量堅果也能有效降低心血管疾病和糖尿病的風險。

美國心臟協會（American Heart Association）建議，==每天攝取一把掌心可掬起的堅果（約 30 公克）對健康最有益==。雖然堅果是個好東西，但過量攝取，還是會讓人吃下多餘的熱量和脂肪。由於不同堅果的 omega-3 和 omega-6 脂肪酸含量不同，有些堅果如果吃過量，還可

能會變成身體發炎的潛在原因。

堅果攝取過量,恐引起發炎反應

omega-3 和 omega-6 脂肪酸在我們身體中的作用,可以比擬宇宙的陰陽,需要保持一定的平衡,兩者不可偏廢。Omega-6 就像「火災警報器」一樣,會促進免疫反應,推動花生四烯酸的生成,有助於清除體內細菌;Omega-3 則是調節發炎反應的「滅火英雄」。因此,當 Omega-6 攝取過多,但 Omega-3 不足時,就有可能導致身體慢性發炎。

下表中的堅果和種子,都是 Omega-6 含量遠大於 Omega-3,如果攝取過多,容易引起身體的發炎反應:[11]

Omega-6 與 Omega-3 比例	
杏仁	2010:1
腰果	125:1
南瓜籽	114:1
榛果	90:1
芝麻	57:1
開心果	52:1

選擇健康的堅果和種子，是維持良好脂肪酸平衡的關鍵。考慮到 Omega-6 與 Omega-3 的比例時，以下是較佳選擇：

Omega-6 與 Omega-3 比例	
夏威夷豆	6:1
核桃	4:1
扁豆	4:1

另外還有一些堅果和種子不僅營養豐富，還富有對抗發炎有益的脂肪酸。以下是增強日常飲食品質、改善長期健康的理想選擇：

Omega-6 與 Omega-3 比例	
亞麻籽	1:4
奇亞籽	1:3

下次當你打算抓一把堅果來吃時，記得選擇對的堅果。好堅果就像好朋友一樣，能幫助你更輕鬆完成理想目標！

參考資料

1. 〈用單元不飽和脂肪酸取代飽和脂肪酸,與活動量、能量消耗和情緒改變的關聯性〉(Substituting Dietary Monounsaturated Fat for Saturated Fat Is Associated With Increased Daily Physical Activity and Resting Energy Expenditure and With Changes in Mood),《美國臨床營養期刊》(The American Journal of Clinical Nutrition),https://pubmed.ncbi.nlm.nih.gov/23446891/。
2. 〈過量攝取多元不飽和脂肪與飽和脂肪,對肝臟與內臟脂肪累積產生不同影響〉(Overfeeding Polyunsaturated and Saturated Fat Causes Distinct Effects on Liver and Visceral Fat Accumulation in Humans),《糖尿病》(Diabetes),https://diabetesjournals.org/diabetes/article/63/7/2356/34338/Overfeeding-Polyunsaturated-and-Saturated-Fat。
3. 〈地中海飲食搭配初榨橄欖油或堅果對心血管疾病的預防效果〉(Primary Prevention of Cardiovascular Disease With a Mediterranean Diet Supplemented With Extra-Virgin Olive Oil or Nuts),《新英格蘭醫學期刊》(New England Journal of Medicine),https://doi.org/10.1056/NEJMoa1800389。
4. 〈特定膳食脂肪與總死亡率和特定原因死亡率的關聯〉(Association of Specific Dietary Fats With Total and Cause-Specific Mortality),《美國醫學會內科醫學期刊》(JAMA Internal Medicine),https://pubmed.ncbi.nlm.nih.gov/27379574/。
5. 〈膳食脂肪與心血管疾病:過去半世紀的起伏變化〉(Dietary Fat and Cardiovascular Disease: Ebb and Flow Over the Last Half Century),《營養學進展》(Advances in Nutrition),https://doi.org/10.1093/advances/nmz024。
6. 〈中鏈三酸甘油酯對超重或肥胖者減重與代謝健康的影響〉(The Impact of Medium-Chain Triglycerides on Weight Loss and Metabolic Health in Individuals With Overweight or Obesity: A Systematic Review and Meta-Analysis),《臨床營養》(Clinical Nutrition),https://pubmed.ncbi.nlm.nih.gov/38936302/。
7. 〈反式脂肪酸與心血管疾病〉(Trans Fatty Acids and Cardiovascular Disease),《新英格蘭醫學期刊》(The New England Journal of Medicine),https://www.nejm.org/doi/full/10.1056/NEJMra054035。
8. 〈膳食脂肪對乳癌發生率與存活率的影響:系統性文獻回顧〉(The Impact of Dietary Fat on Breast Cancer Incidence and Survival: A Systematic Review),《Cureus 醫學科學期刊》(Cureus Journal of Medical Science),https://www.ncbi.nlm.nih.gov/pmc/articles/PMC9637429/。
9. 〈邁向 2023 年倒數:2022 年全球反式脂肪消除報告〉(Countdown to 2023: WHO Report on Global Trans-Fat Elimination 2022),世界衛生組織,https://www.who.int/publications/i/item/9789240067233。
10. 〈堅果攝取與全因及特定死亡率的關聯〉(Association of Nut Consumption With Total and Cause-Specific Mortality),《新英格蘭醫學期刊》,https://doi.org/10.1056/NEJMoa1307352。
11. 〈每 100 公克樹生堅果營養成分〉(Nutrients in 100 Grams of Tree Nuts),美國農業部(USDA),https://nuthealth.org/wp-content/uploads/2020/12/Nutrient-USDA-chart-for-100g-of-nuts-SR-Legacy-10-15.pdf。

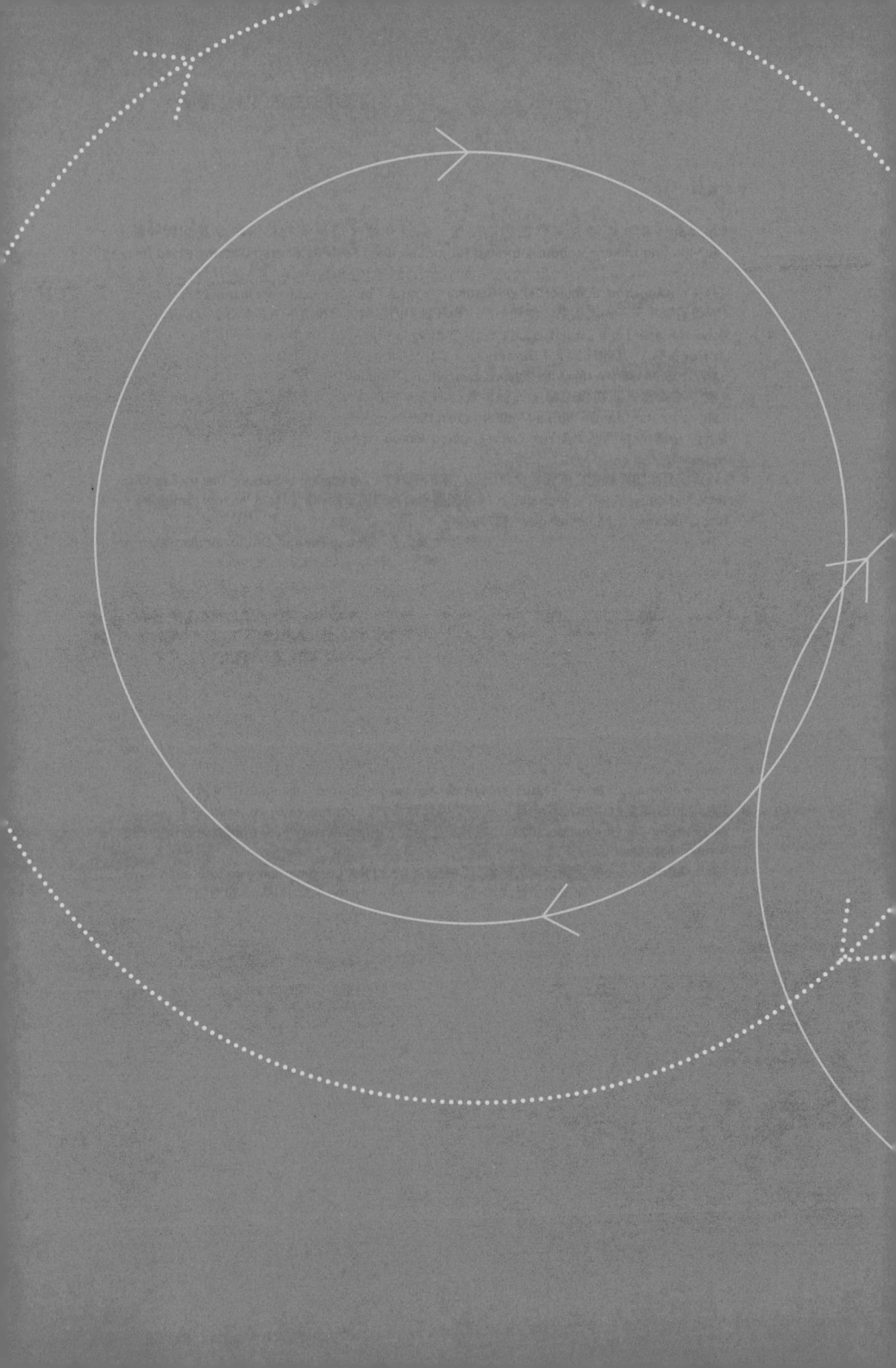

Ch.5 運動與飲食搭配

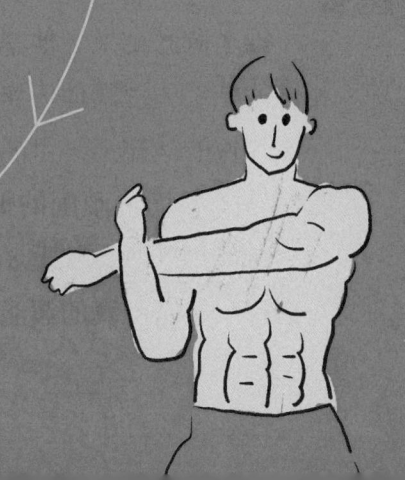

5-1 減肥卡關？少吃多動非唯一法則

　　吳先生是一位在職進修的學員，為了減重，他下定決心嚴格執行低碳飲食，並每天跑步半小時。剛開始，他看到自己瘦了 3 公斤，覺得這條路是對的，但體重很快就停滯，甚至體脂增加了 2%，讓他陷入深深的焦慮。

　　吳先生有個習慣，會在筆記本上詳細記錄每日攝取的食物和運動時間。然而，當體脂上升的數字跳出來時，他慌了。翻開過去的紀錄，他一頁頁比對，試圖找出哪個細節出了差錯。

　　為了確認結果，他準備了兩台體脂計，卻始終得到相同的結果。這讓他更加焦慮，陷入無法自拔的困境。

　　理性的他知道，可能需要改變策略，或許增加澱粉是出路。然而，頑固的他又擔心，這樣做會讓努力白費。每晚，他躺在床上，腦中反覆盤旋著：「如果我沒每天跑半小時，真的還能瘦嗎？我到底哪裡做錯了？」

來診所後，我建議他，與其每天逼自己狂做運動，不如嘗試每兩天集中運動一次，在運動日增加澱粉，休息日則放鬆並做些伸展運動。起初，吳先生非常猶豫，他始終相信「少吃多動」是唯一的減重法則，無法接受「運動量少一點反而瘦得更快」的說法。但看到停滯的體重曲線，他決定一試。

兩週後，吳先生的體重從 95 公斤降到 92 公斤，體脂從 26.6% 降到 19.3%。再過兩個月，他來報到時，已經瘦到 84 公斤，體脂降到 14%。看到這樣的結果，他愣了好幾秒，隨後露出一抹難得的笑容。他終於明白，減重的關鍵不在於每天拚死命操練，而是找到正確的方法，並且願意接受改變。*

努力卻沒看到效果，甚至傷身，這樣的狀況最令人挫折。想要讓增肌減脂的效果最大化，我們需要對運動方式和飲食策略有更深入的了解。接下來，我們來聊聊 Zone 1、Zone 2 和 Zone 3 訓練，以及如何用碳水循環飲食搭配運動，達到最佳減重效果！

＊作者注：第1章曾提過，長期熱量攝取不足，基礎代謝率下降，身體就會產生代謝適應。同樣的，過度運動也會出現代謝適應，讓你的減重成效不如預期。

5-2 運動燃脂的黃金區間

　　人體就像一台精密的油電混合車，燃燒脂肪的模式與心跳速度和運動強度密切相關。許多人以為「運動愈激烈，燃燒的脂肪愈多」或「不吃碳水化合物更能有效燃脂」，但事實並非如此。身體有一套自己的運作規則，這是我們的原廠設定，和直覺有點不一樣。

　　在低強度活動時，身體以燃燒脂肪為主，就像車子在低速行駛時用的是低檔位；當運動強度增加，就像車子加速時要升到更高的檔位，身體會開始依賴肌肝醣這種「快速燃料」，脂肪燃燒的比例反而會下降，因為肌肝醣提供的高效能量才能應付高強度的需求。

　　運動時脂肪燃燒的效率可以透過心跳觀察。在每分鐘心跳 100 到 130 次時，身體燃燒脂肪的效率最高，非常適合長時間有氧運動，像是快走或慢跑。一般來說，當心跳超過 140 次時，身體會進入高速運轉狀態，改以

燃燒肌肝醣為主，脂肪燃燒的比例反而下降。

沒錯，當你全力跳拳擊有氧，氣喘吁吁時，其實身體燃燒脂肪的速度比超慢跑還少。這是因為運動強度與心跳密切相關，在不同強度下，脂肪與肌肝醣的燃燒比例會發生明顯變化。掌握適合自己的心跳區間，就能事半功倍，輕鬆達成燃脂目標。

運動強度分級

前面提到的高效燃脂區間，我稱之為「中檔速」，也就是運動健身界常說的「Zone 2」。根據心跳速度（心率）、訓練方式和燃脂效果，可簡單分為以下三種運動強度：

❖ 低速檔（Zone 1）

心率保持在最大運動心率的 50% 以下，此時呼吸稍微急促，但仍能正常聊天。訓練內容包含慢走、瑜伽等低強度運動，可長時間進行，有助於提升基礎代謝和心肺健康，適合做為恢復或基礎耐力訓練。此階段身體以燃燒脂肪為主要能量來源，幾乎不使用肌肝醣，但耗能速度較慢，屬於低效率的燃脂方式。

❖ 中速檔（Zone 2）

　　心率介於最大運動心率的 50% 到 70% 之間，此時呼吸急促，但仍可說出完整句子。訓練內容包含快走、超慢跑等中等強度運動，非常適合穩定且長時間的耐力訓練，也能提升代謝靈活度。此階段的脂肪燃燒達到巔峰，搭配少量肌肝醣做為能量來源，是燃脂的黃金區間。

❖ 高速檔（Zone 3 以上）

　　心率主要介於最大運動心率的 70% 到 85% 之間。＊訓練內容包含跑步、游泳、拳擊有氧、衝刺，甚至高強度間歇訓練等高強度運動，適合短時間內提升肌力與心肺功能。此階段身體幾乎完全依賴肌肝醣提供能量，脂肪燃燒比例較低，因高強度運動需要快速供能，燃脂的供能速度跟不上，非主要燃脂區間。

＊作者注：當心率高達最大運動心率 85% 以上，屬於 Zone 4、Zone 5 強度，只能維持短時間，通常用於高強度間歇訓練。

從運動心率理解燃脂模式

人體在運動時會同時燃燒脂肪，以及儲存在肌肉與肝臟中的肝醣，比例因運動強度和心跳速度而異。下圖是在不同運動強度時，脂肪與肝醣的燃燒比例變化。*

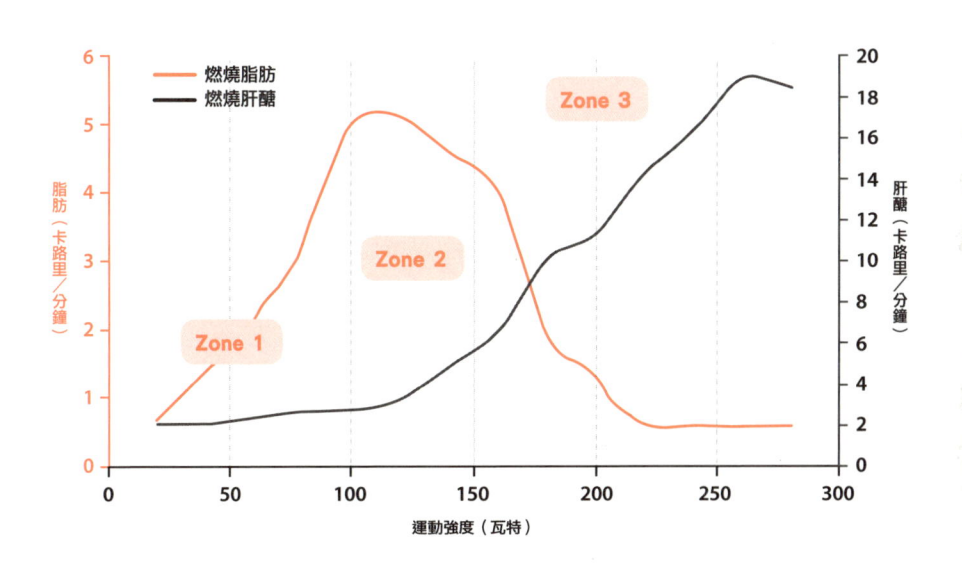

脂肪（卡路里／分鐘）
肝醣（卡路里／分鐘）
運動強度（瓦特）

— 燃燒脂肪
— 燃燒肝醣

Zone 1　Zone 2　Zone 3

不同運動強度有不同的訓練方式和效果。**想燃燒更多脂肪，Zone 2 是你的首選**；[1] 想提升心肺耐力，高強度運動更為合適。了解自己的需求與心率範圍，搭配適合的強度，才能在運動與健康目標間達到最佳平衡。

＊作者注：此為體重 70kg、心肺功能正常者的案例。每個人因為體重、年齡、心肺功能不同，會有正負 20% 的差異，但趨勢不變。

看到這裡你應該很想知道，自己 Zone 2 的心跳速度是多少？事實上，每個人的 Zone 1、Zone 2 和 Zone 3 會因為年齡、運動習慣和心肺功能差異而有所不同。身體會根據心跳速度決定每分鐘燃燒多少熱量和脂肪，因此要先計算出自己的最大運動心率，才能判斷各自的運動強度區間。

最大運動心率的算法有好幾種，最簡單的算法是：

最大運動心率＝ 220 －年齡

運動時，只要監測自己的心律，就能判斷目前所處的運動強度區間。舉例來說，30 歲的人，他的最大運動心率是 190，因此，當他心跳速度介於 95 到 133 之間時，就是處於燃脂的最佳區間。

不同年齡的 Zone 心率範圍

年齡	最大心率	Zone 1	Zone 2	Zone 3
30	190	< 95	95-133	133-162
40	180	< 90	90-126	126-153
50	170	< 85	85-119	119-145
60	160	< 80	80-112	112-136

5-3 碳水循環飲食如何搭配運動？

了解運動強度與心率的關係後，我們可以利用碳水循環飲食，搭配適合的運動模式，來實現增肌減脂的目標。規劃好你的飲食與運動節奏，再戴上可監測心率的智慧型手錶，幫助身體高效運作，輕鬆達成健康與理想體態。

碳水循環透過調整高碳日、中碳日、低碳日，三種不同的每日碳水化合物攝取量分配，為身體提供適合相應運動強度的能量供應。

低碳日：低運動強度避免肌肉分解

在低碳日，碳水攝取量減少，雖然能穩定血糖，但肝醣儲備量也很有限。此時如果進行高強度運動，可能會因肝醣儲備量不足，身體只好分解肌肉來提供能量，

導致肌肉流失。建議在低碳日可透過散步、瑜伽或拉筋放鬆肌肉，增強柔軟度，以減少過度心跳上升。

中碳日：進行 Zone 2 訓練加速燃脂

中碳日應適度攝取原型碳水，為 Zone 2 訓練提供足夠能量，同時避免血糖波動過大。Zone 2 訓練是燃脂的黃金區間，不但能加強粒線體功能、提升心肺功能，也能有效降低體脂率，達到長期的燃脂效果。

高碳日：高強度訓練與後燃效應

高碳日儲備了足夠的肝醣，適合安排高強度運動，除了促進心肺功能，同時帶來「後燃效應」（EPOC），並幫助肌肉量維持與成長。

- **後燃效應**：高強度運動後，身體需要更多能量修復與恢復平衡，因此會燃燒額外卡路里，增加脂肪消耗比例。
- **肌肉量維持與成長**：高碳日補充的碳水化合物搭配適量蛋白質，能促進肌肉合成，避免過度分解。此外高碳日運動後補充碳水，有助於快速恢復肌肝醣，不必擔心變成脂肪囤積。

後燃效應：運動後還能持續燃燒脂肪

高強度運動的「後燃效應」是一份隱藏的驚喜。即使訓練結束，身體仍需消耗大量能量修復微損傷肌肉、代謝乳酸並恢復能量儲備。研究顯示，這種額外的能量消耗可以達到運動總熱量的 6% 到 15%，並且多以脂肪燃燒為主。

這是因為，後燃效應背後還有荷爾蒙的加持，像生長激素和腎上腺素運動後仍持續促進脂肪氧化，讓你的努力不僅局限於訓練當下。

相比之下，中強度運動的代謝提升較為溫和，結束後的燃燒效應通常維持一到兩小時，能額外消耗 3% 到 5% 的能量。雖然效果不如高強度運動顯著，但對身體壓力較小，適合長期穩定的養成習慣。

碳水循環飲食與運動搭配建議

屬性	高碳日	中碳日	低碳日
運動強度	Zone 3 以上	Zone 2	Zone 1
運動類型	高強度快跑 HIIT、飛輪、游泳 下肢重量訓練	低強度慢跑、爬山 有氧舞蹈、橢圓機 上肢重量訓練	瑜伽、皮拉提斯 太極拳、散步
運動目的	提升心肺功能 耐力、代謝率 後燃效應	提升心肺功能 耐力、燃燒脂肪	提升靈活度 延展性、放鬆身心
運動時間	30-60 分鐘	30-60 分鐘	30-60 分鐘
運動頻率	每週 1-2 次	每週 2-3 次	每週 2-3 次

每日每公斤體重建議攝取量

營養素	高碳日	中碳日	低碳日
碳水化合物	2-3g	1-2g	1g 以下
蛋白質	日常 0.8-1g，增肌減脂 1.2-2g		
脂肪	0.8-1.2g		

5-4 如何靠飲食增強燃脂效果？

小華是一位非常自律的女生，對減脂這件事有清晰的目標和自己的步調。每天早晨，她都設定好鬧鐘，無論天氣如何，都堅持空腹跑步。對她來說，能克服惰性就是一天中最值得驕傲的事。然而，小華卻發現自己常常運動到一半就沒力氣，白天工作時也感到異常倦怠。更讓她挫敗的是，體重不但一直沒下降，體脂肪還悄悄升高了。

有一天，小華終於鼓起勇氣來到我的門診。她帶著寫滿疑問的筆記本，向我描述她的困擾。「我很認真運動跟飲控，怎麼反而變成這樣？」她語氣中夾雜著不解和焦慮，補充說：「我真的吃很少，運動也沒有偷懶，可是數據上根本看不到進步，還愈來愈差！」

在了解她的飲食習慣後，我發現小華平時碳水化合物攝取量極低，甚至在朋友聚餐時，她也會刻意避免碰

澱粉類食物。「我就是怕吃太多會浪費運動的努力。」她半開玩笑的說。

我告訴小華，運動前一定要補充食物，尤其是碳水化合物。否則，身體缺乏能量來源，可能變成燃燒肌肉供能，對健康和減脂目標都不利，甚至會讓體脂肪比例升高。她愣了一下，眉頭皺起：「燃燒肌肉？那不是更糟了嗎！」

我繼續解釋：「當肌肉量減少時，基礎代謝率會降低，長期下來，不僅減脂效果差，體脂肪還可能增加。所以運動前那餐補充一點碳水化合物非常重要，例如一根香蕉或一碗燕麥，就能有效避免這種情況。」

幾天後，小華開始按照建議逐步調整她的運動前飲食。每天早上運動前，她會精準的準備一份香蕉或一碗燕麥，搭配咖啡泡的蛋白飲，還設計了一個記錄表，追蹤她的運動表現和精神狀態。

JJ 醫師提醒

低碳水攝取與過度訓練對增肌、減脂與健康都會帶來負面影響。想要在運動和飲食控制中取得最佳減重效果，需結合適度訓練、補充適量碳水與充足休息，讓身體在鍛鍊與恢復之間，取得健康的平衡。

幾週後，小華回到門診，滿臉自信的說：「我覺得好多了！現在跑步時不會突然就沒力氣，上班也有精神多了。而且，我的體脂率真的下降了，肌肉線條也變得明顯。」

空腹運動可燃燒更多脂肪？

許多人認為空腹運動可以更有效燃燒脂肪，實際上可能沒那麼絕對。一篇發表於《英國營養期刊》的研究針對 273 名受試者進行觀察，將他們分成空腹運動組和進食後運動組，並測量其脂肪氧化量。[2]

結果顯示，空腹運動者雖然多消耗了約 3.08 公克脂肪，相當於一顆堅果的脂肪量，整體差異並不顯著。而且，如果肌肝醣不足，身體還有可能為了供能而分解肌肉。

空腹運動前一天的飲食，通常會有以下兩種情況：

- **前一天攝取足夠澱粉**，澱粉吸收後會以肝醣形式儲存在肌肉。隔天早上空腹運動時，若肌肝醣充足，不但能維持運動效能，也能順利燃燒脂肪。
- **前一天採取低碳飲食**，如果沒有儲備足夠澱粉，隔天空腹運動時，體內肌肝醣不足，身體可能會分解肌肉以獲得能量，反而得不償失。

所以運動前該怎麼吃呢？強度較高的運動以肌肝醣為主要燃料，在中碳日或高碳日的運動前，建議至少攝取地瓜、糙米等原型澱粉，或是饅頭、白飯等乾淨精緻澱粉。

但精緻澱粉需要 1 到 2 小時的吸收時間，原型澱粉則是約 2 到 3 小時才能消化並轉化爲肝醣，如果剛吃完就馬上運動，肌肉可能還來不及有效利用這些糖分，因此最好事先規劃進食時間。假如你沒辦法早一點起床，那前一天最好就要吃足夠澱粉。

當你前一晚確實攝取足夠澱粉，隔天因爲行程關係只能早起運動，這時即使是空腹運動，肌肉中還是存有足夠肝醣，可支持早晨的運動需求。空腹運動時，建議強度維持輕到中度即可，心跳約 100 到 130 下，運動時間不超過一小時。如果中途突然覺得沒力氣，通常代表肝醣耗盡，應立即停止運動，以免身體開始分解肌肉。

運動前補充蛋白質，燃脂率更高

事實上，如果想要提升燃脂效果，你完全不需要空腹運動。除了攝取足夠碳水，運動前補充蛋白質可能更有奇效。在《國際運動營養學會期刊》發表的研究中，研究人員讓幾位健康男大學生先空腹 10 小時，早上到實驗室報到後，再根據不同組別吃不同食物。休息 30

分鐘後,受試者在跑步機上以最大心率 60%(Zone 2 強度)跑 30 分鐘,期間量測實際燃燒的熱量和脂肪。[3]

第一組受試者吃了能被人體快速吸收的乳清蛋白 25 公克,第二組吃了較為緩慢吸收的酪蛋白 25 公克,第三組則完全空腹。結果發現,運動前攝取蛋白質,無論是乳清蛋白或酪蛋白,都能增加能量消耗。以每公斤體重計算,乳清蛋白組燃燒 3.41 大卡,酪蛋白組燃燒 3.38 大卡,空腹組則為 2.00 大卡。

由此可知,運動前無論是補充人體能快速吸收或緩慢吸收的蛋白質,都比空腹更能顯著提升燃脂效率。

喝咖啡,可提升燃脂與運動表現

一篇登載在《國際運動營養學會期刊》的研究,針對 15 名平均 32 歲的男性進行測試。研究人員在上午 8 點和下午 5 點的時段,讓受試者在運動前 30 分鐘服用咖啡因或安慰劑。[4]

結果顯示,與安慰劑相比,咖啡因組在早上運動時的脂肪氧化量增加 10.7%,運動強度提升 11%;下午運動時的脂肪氧化量增加 29%,運動強度提升 13%。這代表運動前攝取咖啡因,不僅能提高燃脂效率,也能增強運動時的表現。如果想提升力量型訓練的負荷能力,咖啡因同樣能讓人多做一兩下,對增肌相當有幫助。

破除咖啡迷思！重新認識這杯神奇飲品

♥

(1) 一天可以喝多少咖啡？

咖啡因可提升運動效能並幫助燃脂，但並不代表喝愈多愈好。如果是為了提升運動效能和燃脂，建議每天的咖啡因攝取量為每公斤體重 3 到 6 毫克。[5] 以體重 70 公斤的人來說，差不多等於 1 到 2 杯超商中杯美式咖啡。

(2) 喝咖啡會脫水嗎？

喝咖啡向來有利尿的說法，導致有人認為喝咖啡會導致脫水，但這是誤解。其實，喝咖啡不但不會脫水，補充水分的能力還跟純水差不多。《美國臨床營養期刊》一篇研究中，科學家讓 72 位健康男性在空腹狀態下飲用不同飲料，包括純水、咖啡、茶等，結果顯示，咖啡的補水指數幾乎與純水相同。[6]

(3) 喝咖啡會骨質疏鬆嗎？

有人擔心咖啡中的草酸會和鈣質結合，導致骨質疏鬆。事實上，咖啡中的草酸含量非常低，每 100 毫升僅含 0.9 毫克，遠低於菠菜等蔬菜，所以咖啡對鈣吸收的影響微乎其微。[7] 只要飲食均衡並確保足夠的鈣與維生素 D 攝取，完全不必擔心骨質健康。

科學證實，適量的咖啡不會導致脫水，也不會損害骨骼健康。與其因迷思錯失這杯健康飲品，不如喝得聰明，享受咖啡帶來的益處。

許多人認爲運動前不吃東西能更快減脂，但上述研究顯示，適度補充蛋白質與咖啡因，能帶來更好的燃脂效果，也能提高運動表現。如果你偏好快速補充，可以在運動前 30 分鐘吃一份乳清蛋白搭配咖啡；如果希望吸收平穩一點，可以在更早或前一天攝取酪蛋白。兩種方式都能爲你提供能量來源，還能避免空腹時的疲累感，減少肌肉流失，在運動中消耗更多熱量。

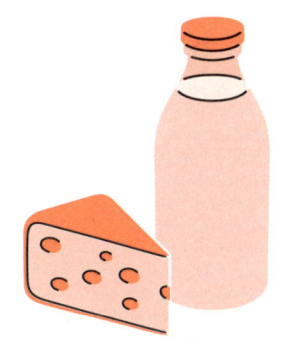

5-5 乾淨增肌，避免脂肪囤積

阿健原本是個瘦弱的「紙片人」，朋友甚至開玩笑叫他「蛇精男」。於是他一氣之下，跑去健身房報到，希望靠著每天做重量訓練，再狂吃高熱量食物，快速長出肌肉。四個月後，阿健如願增加了 10 公斤，只是體脂分析報告卻讓他傻眼：雖然肌肉增加了 3 公斤，但其餘的 7 公斤全是脂肪。

我告訴他，多吃多練並不能真正增肌，還需要營養均衡的飲食規劃。於是阿健調整了自己的健身與飲食策略，練腿、胸、背時，增加碳水攝取；練肩和手臂時，則適度降低碳水，確保熱量來源不再失控。漸漸的，他的體脂率下降，肌肉線條愈來愈明顯，整個人看起來結實多了。

雖然偶爾還會想起被叫「蛇精男」的日子，但阿健不再覺得自卑。他在健身房裡，靠著耐心和穩紮穩打的

訓練，擺脫了單純追求體重上升的盲目思維，也從中體會到，正確的努力比盲目的衝刺更加重要。如今，阿健懂得傾聽身體的聲音，了解增肌需要時間、飲食需要規劃，真正走出紙片人的陰霾。

髒增肌，累積脂肪是肌肉的三倍

狂吃就能長出更多肌肉嗎？這一直是許多健身愛好者關心的問題。發表在《人體動力學雜誌》上的研究，就給出了答案。[8] 研究中，一群健美運動員被分為兩組。

- **盡情大吃組**：飲食熱量遠超過平日所需，每天每公斤體重攝取 68 大卡。以我的體重 70 公斤來說，每天要吃下 4,760 大卡，非常驚人。
- **適量增加組**：控制在略高於日常所需的熱量，每天每公斤體重攝取 50 大卡。

兩組人員進行了為期四週的重量訓練，每週六天，一個月後，成果顯現。

- **盡情大吃的運動員**：體重增加了不少，其中 2.7 公斤是肌肉，但脂肪也同時增加了 7.4 公斤，幾乎是肌肉的三倍。
- **適量增加的運動員**：他們的身上多了 1.1 公斤的肌肉，脂肪則僅增加了 0.8 公斤。

千萬不要以為健身就可以隨心所欲大吃大喝，這種做法不僅增肌效率低，反而會讓人體積累一身的脂肪，甚至引發血糖問題。正確的飲食搭配和科學的訓練計畫，才是達到健康增肌的關鍵所在。

先減脂，才能好好增肌

發表在《紐約科學院年刊》的一篇美國研究告訴我們：體脂量愈高，合成肌肉愈困難。[9]

研究中找來一群體脂率低的人，和一群體脂率高的人，讓他們攝取遠超過身體所需的熱量。經過三週以上的飲食控制，觀察不同體脂率的人在過食或少食情況下的體重變化。研究發現：

- ◆ 體脂率低的族群，增加體重有60%到70%是肌肉。
- ◆ 體脂率高的族群，增加體重有30%到40%是肌肉，其餘都是脂肪。

研究也發現，體脂含量低的人，減重時會流失更多的肌肉組織；體脂含量高的人則多流失脂肪。總之，不論是增重還是減重，體脂率高低是關鍵因素，這跟體內的荷爾蒙變化，包括胰島素阻抗有關。開始增加肌肉時，體脂量不夠低，就會讓你累積更多的體脂肪，讓你後續的減脂期拖得更長。

所以，如果你的體脂量偏高，可以先利用碳水循環，讓減脂比重大於增肌比重。簡單來說，就是低碳日的天數要多於高碳日。建議男性至少在體脂肪 15% 以下再開始增肌，女生則是體脂肪 25% 左右。

當然，這並不是說減脂期就不能做重量訓練，相反的，減脂期只要補充足夠蛋白質，加上重量訓練，也是能夠有效增肌的。

利用碳水循環乾淨增肌

通常在減脂期，飲食占八成的重要性，運動不需要太多；但是進入維持期後，就可以逐漸增加運動量。當體重穩定後，就可以朝增肌邁進。

增肌其實不需要吃太多，對於剛開始健身的朋友，每天多吃 10% 到 20% 的熱量就夠了。假如你平常需要 1,800 大卡的熱量來維持體重，那每天多吃 360 大卡，總共 2,160 大卡，就能達到增肌目標，而且不會明顯增加體脂。

剛開始健身的新手，一個月理想的體重增加範圍是 1% 到 1.5%。如果已經有一段時間的訓練經驗，每個月體重增加 0.5% 到 1% 是比較合理的目標。至於健身老手，每個月體重增加 0.5% 已經是不錯的成績了。如果超過上述範圍，就可能會增加太多體脂。

所以，想要乾淨增肌，每天多吃一點點就好，但一定需要適量增加熱量，才能達到理想的增肌效果。至於怎麼增加熱量呢？跟減脂一樣，也是利用碳水循環飲食就可以囉！

增加每週的高碳日比例，拉高運動強度和頻率，給肌肉更多成長的機會。腿部肌力訓練或劇烈有氧最好都安排在高碳日，這樣才有足夠的能量應付高強度訓練。

中碳日比例變化不大，可以安排上半身肌力訓練或跑步、游泳等運動，不只讓全身都能活動到，還能增強心肺功能。

減少低碳日比例，多吃蛋白質和健康脂肪，維持肌肉量，同時也幫助燃燒脂肪。當天訓練可以安排瑜伽或皮拉提斯，除了幫助肌肉修復和放鬆，也能加強身體柔軟度和穩定性，預防運動傷害。

在增肌期，記得定期量測自己的體重，如果上升幅度不如預期，就減少低碳日，增加高碳日；如果增加幅度太快，就減少高碳日，增加中或低碳日。這樣的碳水循環策略可以幫助我們在增肌的同時，不會增加太多體脂肪，讓我們達到理想的體態。只要遵循科學的飲食和訓練計畫，就能在增肌的同時，保持體脂肪在健康範圍內，實現強健且精實的體態。

碳水循環每週安排建議

目的	高碳日	中碳日	低碳日
快速減脂	1 天	3 天	3 天
減脂	1 天	4 天	2 天
維持	2 天	3 天	2 天
增肌	3 天	3 天	1 天

參考資料

1. 〈透過運動與飲食提升燃脂效率〉（Optimizing Fat Oxidation Through Exercise and Diet），《營養》（Nutrition），https://pubmed.ncbi.nlm.nih.gov/15212756/。
2. 〈斷食與進食狀態下，有氧運動對成人脂肪與碳水化合物代謝的影響〉（Effects of Aerobic Exercise Performed in Fasted v. Fed State on Fat and Carbohydrate Metabolism in Adults: A Systematic Review and Meta-Analysis），《英國營養期刊》（British Journal of Nutrition），https://pubmed.ncbi.nlm.nih.gov/27609363/。
3. 〈空腹狀態下，運動前攝取蛋白質對中等強度跑步機運動的代謝影響〉（Metabolic Impact of Protein Feeding Prior to Moderate-Intensity Treadmill Exercise in a Fasted State: A Pilot Study），《國際運動營養學會期刊》（Journal of the International Society of Sports Nutrition），https://jissn.biomedcentral.com/articles/10.1186/s12970-018-0263-6。
4. 〈咖啡因在漸進式運動測試中能提升最大脂肪氧化率〉（Caffeine Increases Maximal Fat Oxidation During a Graded Exercise Test: Is There a Diurnal Variation?），《國際運動營養學會期刊》，https://pubmed.ncbi.nlm.nih.gov/33413459/。
5. 〈咖啡的攝取與健康〉（Coffee Consumption and Health: Umbrella Review of Meta-Analyses of Multiple Health Outcomes），《英國醫學期刊》（The British Medical Journal），https://doi.org/10.1136/bmj.j5024。
6. 〈隨機試驗評估不同飲料影響水分平衡的潛力〉（A Randomized Trial to Assess the Potential of Different Beverages to Affect Hydration Status: Development of a Beverage Hydration Index），《美國臨床營養期刊》（The American Journal of Clinical Nutrition），https://pubmed.ncbi.nlm.nih.gov/26702122/。
7. 〈食物中的草酸含量以及對鈣吸收的影響〉（Oxalate Content in Foods and Its Effect on Calcium Absorption），《亞太臨床營養期刊》（Asia Pacific Journal of Clinical Nutrition），https://pubmed.ncbi.nlm.nih.gov/24393738/。
8. 〈阻力訓練後不同飲食能量攝入對健美運動員肌肉品質和體脂肪的影響〉（Effects of Different Dietary Energy Intake Following Resistance Training on Muscle Mass and Body Fat in Bodybuilders: A Pilot Study），《人體動力學雜誌》（Journal of Human Kinetics），https://www.ncbi.nlm.nih.gov/pmc/articles/PMC6942464/。
9. 〈體脂量會影響營養與運動對身體組成的反應〉（Body Fat Content Influences the Body Composition Response to Nutrition and Exercise），《紐約科學院年刊》（Annals of the New York Academy of Sciences），https://pubmed.ncbi.nlm.nih.gov/10865771/。

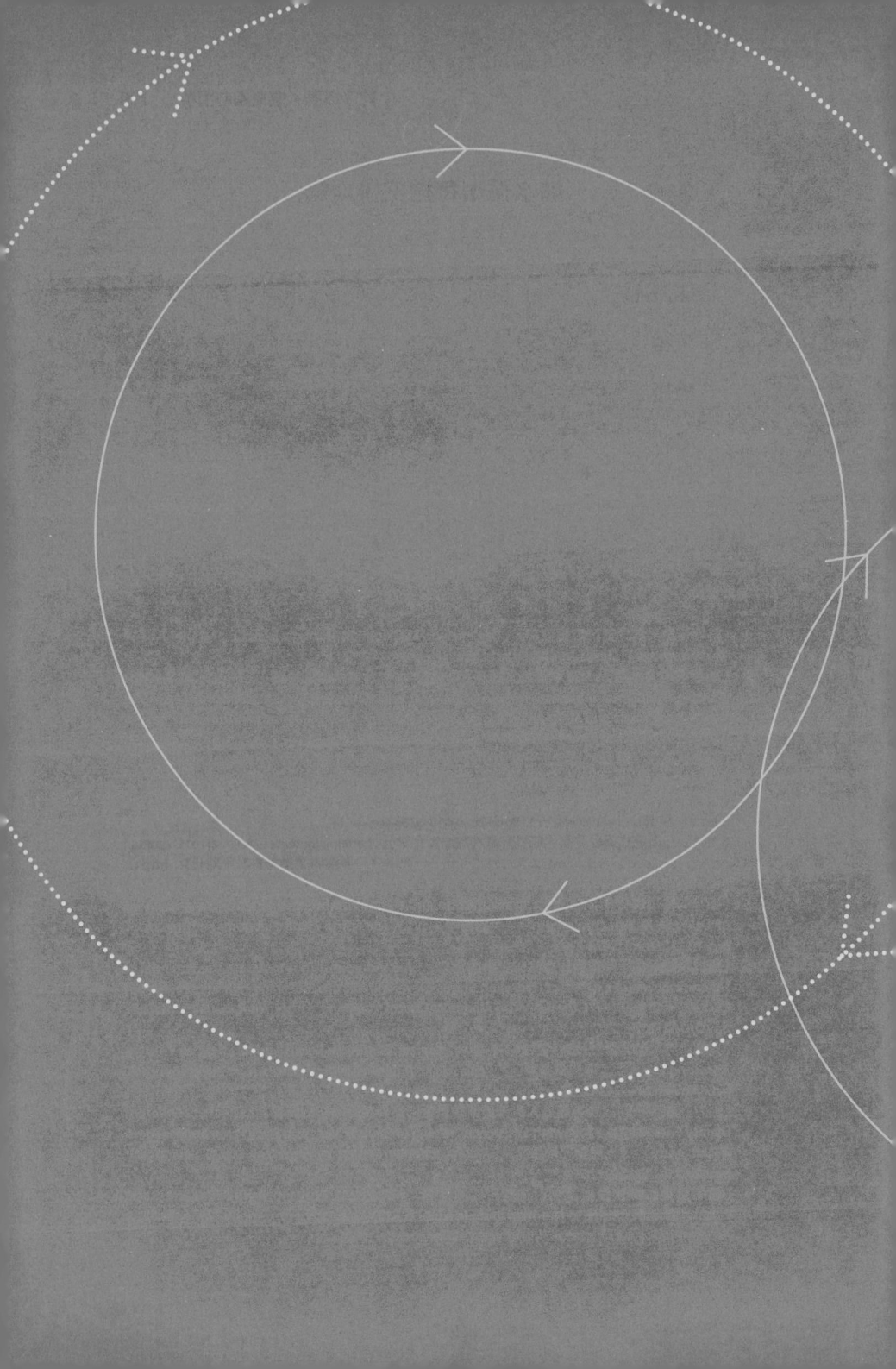

Ch.6 飲食習慣與作息

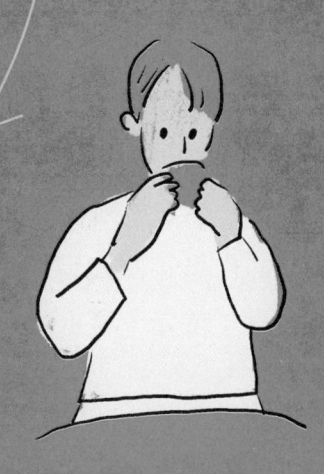

6-1 不吃早餐，瘦比較快？

　　小安是一位典型的夜貓子，習慣晚睡晚起。因爲工作和生活的壓力，她經常在晚上很晚的時候吃東西，這讓她的體重不斷增加。爲了減重，小安決定嘗試 16/8 **間歇性斷食**，也就是每天控制在 8 小時內進食，剩下的 16 小時斷食。

　　小安的作息時間是早上 10 點起床，晚上 2 點睡覺。她決定跳過早餐，在下午 2 點到晚上 10 點之間進食，希望這樣能控制體重。但是，一段時間後，她的減重成效並不好，有時候甚至感覺更餓。觀察後發現，她在晚上 10 點的那一餐總是吃得特別多，因爲這是她一天中最飢餓的時候。

　　小安來到我的門診，向我請教該怎麼辦。我了解她的作息和飲食習慣後，建議她不需要強制進行 16/8 斷食。首先，早上 10 點醒來後，至少要吃點東西，比如

一顆茶葉蛋或是一杯豆漿，這樣可以幫助她啟動新陳代謝，不會讓身體處於飢餓狀態太久。

中午和晚餐時間，可以正常進食，選擇營養均衡的食物。如果想要進行間歇性斷食，盡量在晚上 8 點前吃完，這樣每天的進食區間是 10 小時，空腹 14 小時即可。至於晚上 10 點，如果她真的很餓，盡量選擇健康、乾淨的食物，比如說一些瘦肉、豆腐、優格，避免高糖、高脂的零食。如果真的想要吃美食，盡量安排在午餐或晚餐吃，這樣可以減少暴飲暴食的風險，同時保持穩定的能量供應。

小安按照我的建議調整了飲食習慣，又過了一段時間，她發現開始吃早餐後，體重反而開始慢慢減少，晚上也不再感到那麼飢餓。她覺得這種方法比之前的 16/8 斷食更適合她的生活方式，也讓她更容易堅持下去。

有人可能會問：「跳過早餐不是能延長斷食時間，可以幫助燃脂、改善代謝嗎？」事實是，跳過早餐反而可能會擾亂身體的代謝節奏，對減重不利。這到底是怎麼一回事呢？讓我們繼續看下去！

少吃一餐可能更容易胖

♥

日本相模大學鬼頭教授進行了一項長達 3 年的研究，他追蹤了 45,524 名 20 至 49 歲的男性上班族，結果發現，將近 40% 的人沒有固定吃早餐的習慣。更驚人的是，一週超過三天不吃早餐的人，發胖的機率會提高 12%。[1]

不只如此，德國一項發表在《營養學雜誌》的大型研究，分析了超過 9 萬名參與者的健康數據，發現經常跳過早餐的人，罹患糖尿病的風險比規律吃早餐的人高出 32%！[2]

那如果只吃一餐呢？ 2023 年愛荷華大學發表在《美國營養與飲食學會期刊》的研究，追蹤了 24,011 位美國成年人長達 15 年，結果顯示，跳過早餐會讓心血管疾病死亡風險提高 40%；而跳過午餐或晚餐，則會讓整體死亡風險分別增加 12% 和 16%。[3]

值得注意的是，跳餐的影響不只關乎身體健康。2020 年《老化創新》雜誌的研究指出，老年族群中習慣跳餐的人，更容易出現憂鬱、焦慮和失眠等情緒困擾。[4]

6-2 生理時鐘的奧祕

為什麼白天精神飽滿，晚上卻總是想睡？原因就在於我們身體裡的「內建時鐘系統」，也就是**生理時鐘**。這套系統就像是貼心的管家，幫忙管理身體裡的大小事。生理時鐘主要分為兩部分：中樞生理時鐘（大總管）和周邊生理時鐘（小管家）。

中樞生理時鐘藏在大腦的視交叉上核，每天早晨當陽光透過眼睛進入，大總管就會啟動，調整睡眠、控制體溫、分泌荷爾蒙（包括讓人清醒的皮質醇和幫助入睡的褪黑激素）；周邊生理時鐘則分布於全身的重要器官，像肝臟、心臟、腎臟和腸胃等。小管家雖然會聽從大總管的指令，但也會依生活節奏調整自己的工作。

科學研究指出，作息規律是維持這套系統平衡的關鍵。發表在《營養》期刊上的研究，探討了用餐與運動時間對身體的影響：[5]

- 用餐時，肝臟的小管家會啟動 BMAL1 和 CLOCK 基因網路，協助胰島素分泌，穩定血糖。
- 運動時，PER 和 CRY 基因會幫助小管家重新設定內部時鐘，分配能量並修復肌肉。

但如果作息不規律，例如經常熬夜或三餐時間亂七八糟，就會像打亂了管家團隊的工作節奏。大總管與小管家失去協調，BMAL1、CLOCK、PER、CRY 等基因網路受損，導致胰島素分泌異常、血糖不穩，甚至引發代謝症候群或更嚴重的健康問題。

簡單來說，規律生活就是大總管與小管家最愛的「指揮棒」，有了指揮棒，身體就能維持最佳狀態！

日常行為如何影響生理時鐘？

❖ 情境一：不吃早餐

早餐是周邊生理時鐘的重要啟動訊號。如果跳過早餐，中樞生理時鐘雖然能靠光線啟動，但肝臟和腸胃的小管家卻接收不到進食訊號，導致胰島素反應延遲。長期如此，血糖調控失衡，甚至增加胰島素阻抗風險。

❖ 情境二：午餐太晚吃

忙到下午三點才吃飯？這對生理時鐘是一種折磨！

當身體預期中午用餐時，肝臟的小管家已經準備好啟動 PER 基因進行代謝，卻遲遲等不到食物。結果，血糖降低導致疲憊，飢餓的身體更容易囤積熱量，胰島素效率也降低。

研究指出，不規律用餐對帶有 PER 基因變異的人影響更大，讓脂肪代謝系統更加混亂，減重難度大增。[6]

❖ 情境三：晚上做劇烈運動

晚上運動讓交感神經興奮，抑制褪黑激素，干擾睡眠。周邊時鐘如肌肉和肝臟可能誤以為現在還是白天，PER 和 CRY 基因表現受到影響，導致胰島素代謝異常，夜間修復功能減弱，進而損害能量儲存與健康節奏。

❖ 情境四：吃宵夜

深夜忍不住吃宵夜？這就像把準備休息的肝臟和腸胃小管家拉回來加班，連胰島素也被迫運作。結果是深層睡眠受干擾，代謝變慢。

2022 年《細胞代謝》期刊的研究發現，睡前兩小時進食會降低瘦素，讓你飢餓感上升、脂肪囤積加劇、隔天早晨能量消耗減少，減重更加困難。[7]

讓生理時鐘運作順暢的三大關鍵

♥

(1) 守時的用餐習慣
　　早餐：起床後 1 到 2 小時內進食，啟動代謝。
　　午餐：下午 3 點前完成，養分利用率最高。
　　晚餐：睡前至少 2 小時吃完，避免消化負擔。

(2) 聰明安排運動時間
　　高強度運動選在下午之前進行，晚上適合散步或做瑜伽，幫助放鬆準備入睡。

(3) 擁抱自然作息
　　每天接觸晨光，讓身體知道一天就此開始。固定作息就像給身體一個可靠的時鐘。

6-3 間歇性斷食：挑對時間才有效果

聊完生理時鐘與定時吃飯的重要性，接下來讓我們聚焦在間歇性斷食。許多人會問：「除了吃對東西，我需要試試間歇性斷食嗎？」答案是：**時間點比你想像的更重要！**

2023 年，韓國天主教大學進行了一項研究，對比進食時間對減重與血糖的影響。[8] 這個研究招募了 36 位參與者，分成兩組，皆採用 16/8 斷食法。早作息型組中午前吃第一餐，配合生理時鐘節奏；晚作息型組下午才開始進食，將進食時間向後延。

在下頁圖表中，可明顯看出早作息型限時飲食組（eTRE）與晚作息型限時飲食組（lTRE）在以下健康指標的變化：體重（kg）、體脂肪（%）、胰島素（μU/mL），以及空腹血糖（mg/dL）。

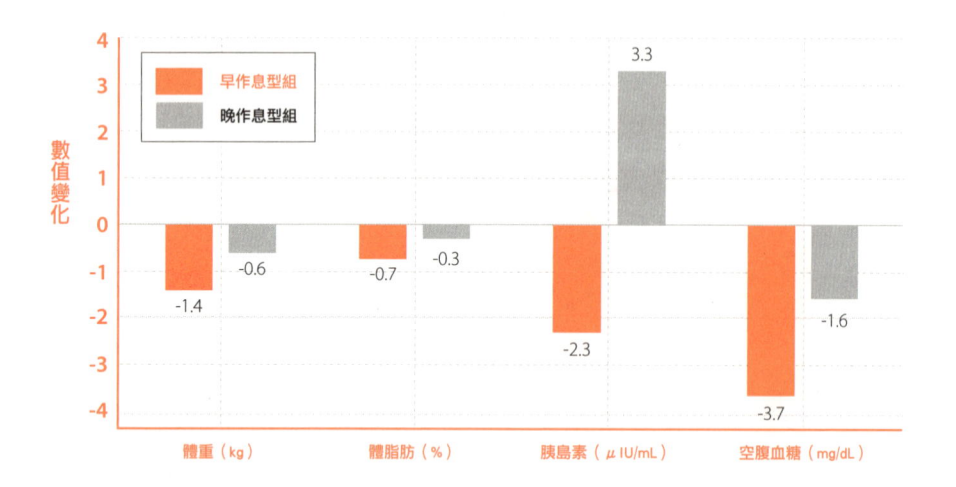

```
         4                                                    3.3
         3        ■ 早作息型組
         2        ■ 晚作息型組
數       1
值       0
變              -0.6        -0.3
化      -1                -0.7
        -2  -1.4                                                     -1.6
        -3                              -2.3
        -4                                              -3.7
            體重（kg）   體脂肪（%）   胰島素（μIU/mL）  空腹血糖（mg/dL）
```

- **早作息型組**：體重、體脂顯著下降，胰島素阻抗改善，空腹血糖穩定。
- **晚作息型組**：胰島素分泌上升，但血糖控制不佳，反而出現胰島素阻抗跡象。

研究清楚表明，若想透過間歇性斷食改善減重與代謝，進食時間必須配合生理時鐘，中午前開始進食才能達到最佳效果。

哪種間歇性斷食模式效果最好？

2023 年的另一項研究，分析了 2,769 篇文獻，最終選出 12 篇高品質研究，涵蓋 730 位參與者，探討以下

三種常見的間歇性斷食模式：
- **18/6**：斷食 18 小時，進食 6 小時。
- **16/8**：斷食 16 小時，進食 8 小時。
- **14/10**：斷食 14 小時，進食 10 小時。[9]

進一步細分為兩種進食時間：
- **早作息型限時飲食**：上午到下午進食（如 7am-3pm 或 8am-4pm），符合「早吃早休息」的節奏。
- **晚作息型限時飲食**：中午到晚上進食（如 12pm-8pm 或 1pm-7pm），貼近現代人的晚睡習慣。

　　結果發現，早作息型限時飲食表現優異，晚作息型限時飲食卻效果有限。由此可知，間歇性斷食的效果，不僅取決於斷食時間的長短，更關鍵的是進食時間是否符合生理時鐘。研究顯示，早作息型進食會更符合身體的自然節奏，有助於改善胰島素敏感度、穩定血糖，以及促進心血管健康。

　　對於無法適應長時間斷食的人來說，像 14/10 這類較溫和的方式，不僅更容易堅持，早點吃完晚餐還能給身體足夠的休息與修復時間，帶來健康的正向循環。

　　相反的，18/6 斷食由於斷食時間過長，對許多人來說不易執行，而太晚才開始進食減重效果更差，不僅可能干擾生理時鐘，還容易導致胰島素敏感度下降。

選擇符合生理節奏且可持續的飲食模式，才能真正享受間歇性斷食帶來的健康益處！

時間固然重要，飲食內容更是關鍵

間歇性斷食的飲食內容如果選擇不健康的食物、蛋白質攝取不足，甚至是斷食時間拉得太長，不僅無助於瘦身，反而可能對健康造成傷害。

❖ 問題一：只限制時間，不控制飲食

如果只顧著設定斷食時間，卻不注意吃下肚的東西，健康恐怕會亮紅燈！美國心臟協會 2024 年 3 月的一項研究，追蹤了超過 2 萬人長達 17 年，結果發現，在僅有 8 小時進食時間的情況下，隨意吃高糖、高脂食物的人，心血管疾病死亡率比正常飲食者高出 91%。[10]

單靠限制進食時間，卻不重視飲食品質，往往會引發暴飲暴食或偏好高熱量食物，結果不但健康效益全無，還適得其反。

❖ 問題二：蛋白質不足導致肌肉流失

你知道嗎？蛋白質不足可能讓身體分解寶貴的肌肉來提供能量！

德克薩斯大學西南醫學中心一項研究指出，長時間

斷食但蛋白質攝取不足，肌肉流失風險會大幅增加。[11]

進行間歇性斷食的時候，每天每公斤體重至少攝取 1.2 至 2.0 公克的蛋白質，才能維持基礎代謝率，並預防肌肉分解。

❖ 問題三：過度補償或過長時間斷食

有些人因為過於飢餓，在進食時間吃下過多高熱量食物，反而會抵消斷食帶來的減重效果。英國利茲大學研究發現，這種行為可能導致飲食失調。[12] 另外，過長的斷食時間（超過 18 小時），若蛋白質攝取不足，也會顯著增加過度細胞自噬、肌肉流失的風險。

間歇性斷食的祕訣：時間吃對，食物吃好

間歇性斷食的成功祕訣，不僅在於斷食時間的掌握，還需要注重飲食的內容。選擇天然食材，遠離高糖、高脂肪和加工食品，才能為身體提供最好的能量來源。同時，確保每日每公斤體重攝取 1.2 至 2.0 公克的蛋白質，以維持肌肉與代謝功能。斷食時間應適度安排，建議控制在 14 小時以內，並搭配規律的飲食計畫，讓身體與生理時鐘同步運作。

只要掌握這些關鍵，你不僅能健康瘦身，還能感受到更輕盈、更有活力的生活方式！

JJ 醫師提醒

不是每個人都適合間歇性斷食,以下族群實行之前,請務必諮詢醫師:正在成長中的青少年;孕婦或哺乳期女性;有糖尿病、飲食失調病史、過瘦,或有特定藥物需求者。每個人的身體節奏不同,適合的飲食方式也不同。

碳水循環筆記

參考資料

1. 〈不吃早餐與晚餐太晚吃對肥胖發生率的影響：針對20至49歲男性的三年回溯性世代研究〉（Impacts of Skipping Breakfast and Late Dinner on the Incidence of Being Overweight: A 3-Year Retrospective Cohort Study of Men Aged 20-49 Years），《人類營養與飲食期刊》（Journal of Human Nutrition and Dietetics），https://pubmed.ncbi.nlm.nih.gov/30821869/。
2. 〈前瞻性世代研究的系統性文獻回顧與統合分析：不吃早餐與成人第二型糖尿病風險增加有關〉（Breakfast Skipping Is Associated With Increased Risk of Type 2 Diabetes Among Adults: A Systematic Review and Meta-Analysis of Prospective Cohort Studies），《營養學雜誌》（The Journal of Nutrition），https://pubmed.ncbi.nlm.nih.gov/30418612/。
3. 〈美國成年人全因與心血管疾病死亡率上升跟跳餐和縮短進餐間隔有關〉（Meal Skipping and Shorter Meal Intervals Are Associated With Increased Risk of All-Cause and Cardiovascular Disease Mortality Among US Adults），《營養與飲食學會期刊》（Journal of the Academy of Nutrition and Dietetics），https://www.jandonline.org/article/S2212-2672(22)00874-7/fulltext。
4. 〈美國老年人的焦慮和憂鬱症狀與不吃飯有關〉（Skipping Meals Is Associated With Symptoms of Anxiety and Depression in U.S. Older Adults），《老齡創新》（Innovation in Aging），https://www.ncbi.nlm.nih.gov/pmc/articles/PMC7742741/。
5. 〈早餐、午餐與晚餐的進食時間對肥胖和代謝風險的影響〉（Timing of Breakfast, Lunch, and Dinner: Effects on Obesity and Metabolic Risk），《營養素》（Nutrients），https://www.ncbi.nlm.nih.gov/pmc/articles/PMC6893547/。
6. 同上。
7. 〈過晚攝取等熱量食物會增加飢餓感、降低能量消耗，並改變過重與肥胖成人的代謝途徑〉（Late Isocaloric Eating Increases Hunger, Decreases Energy Expenditure, and Modifies Metabolic Pathways in Adults With Overweight and Obesity），《細胞代謝》（Cell Metabolism），https://www.cell.com/cell-metabolism/fulltext/S1550-4131(22)00397-7。
8. 〈早作息型限時飲食可降低體重並改善年輕成人的血糖反應：前後單臂介入性研究〉（Early Time-Restricted Eating Reduces Weight and Improves Glycemic Response in Young Adults: A Pre-Post Single-Arm Intervention Study），《肥胖事實》（Obesity Facts），https://pmc.ncbi.nlm.nih.gov/articles/PMC9889728/。
9. 〈早作息型與晚作息型限時飲食對減重和代謝健康的影響〉（The Effect of Early Time-Restricted Eating vs Later Time-Restricted Eating on Weight Loss and Metabolic Health），《臨床內分泌與代謝期刊》（Journal of Clinical Endocrinology & Metabolism），https://academic.oup.com/jcem/article/108/7/1824/7005458。
10. 〈每日只進食8小時與心血管死亡風險增高91%的關聯〉（8-Hour Time-Restricted Eating Linked to a 91% Higher Risk of Cardiovascular Death），https://newsroom.heart.org/news/8-hour-time-restricted-eating-linked-to-a-91-higher-risk-of-cardiovascular-death。
11. 〈以肌肉為核心的間歇性斷食觀點：是否為支持肌肉蛋白質重塑與肌肉量維持的次佳飲食策略？〉（A Muscle-Centric Perspective on Intermittent Fasting: A Suboptimal Dietary Strategy for Supporting Muscle Protein Remodeling and Muscle Mass?），《營養學前沿》（Frontiers in Nutrition），https://doi.org/10.3389/fnut.2021.640621。
12. 〈間歇性斷食與進食時機在體重管理與代謝健康中的角色〉（The Role of Intermittent Fasting and Meal Timing in Weight Management and Metabolic Health），《營養學會會議論文集》（Proceedings of the Nutrition Society），https://pubmed.ncbi.nlm.nih.gov/31023390/。

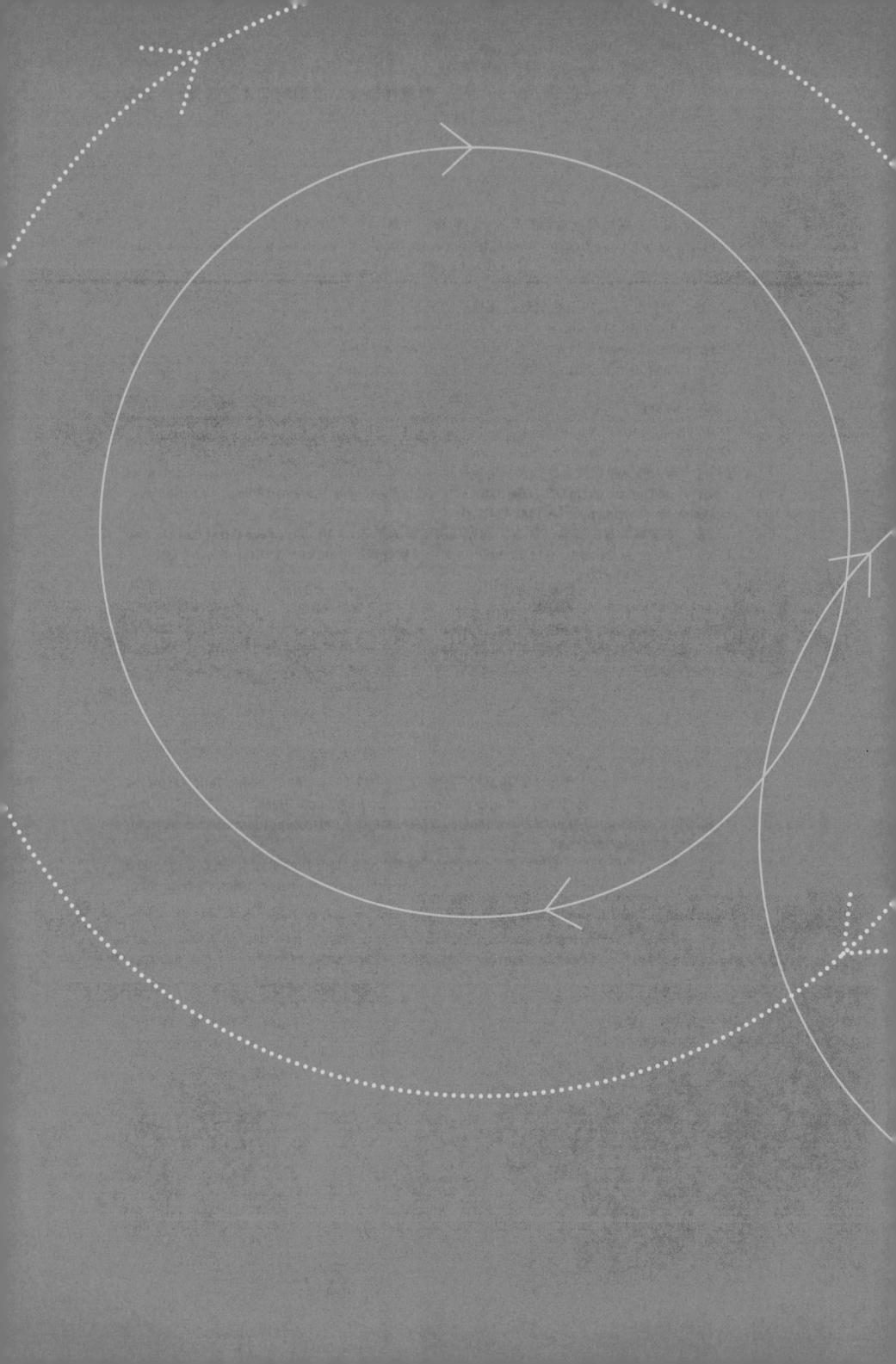

Ch.7 減重的意義

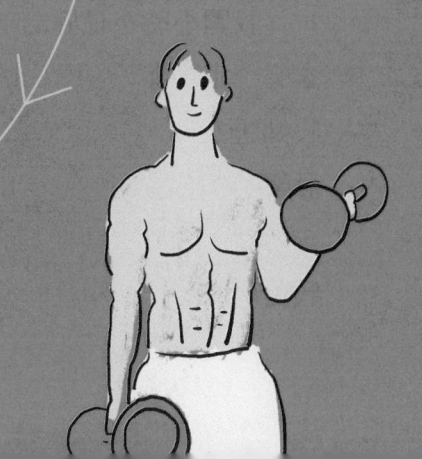

7-1 不快樂，瘦有何用？

　　減重，究竟是為了健康，還是為了迎合他人的期待？

　　有一次，有個媽媽帶了小六的女兒來找我。女兒因為在學校被嘲笑，所以想要減重。但這孩子也不是病態的胖，就是肉肉可愛的樣子。

　　媽媽著急的對我說：「醫生，她是不是該減肥啊？」

　　聽到她因為身材被同學嘲笑，我心裡一沉。這不只是玩笑，是霸凌吧？我真怕我的回答，影響了這孩子的一生。

　　我國小時也是胖的。但胖得不過分，加上個子高，衣服一定要穿大一號的，隊伍也總是站在排頭。有次跟我媽逛夜市，正在看一件 T 恤，擺攤的阿姨說：「這個架子沒有他的尺寸，L 的都放在那邊。」攤販阿姨的一句話，雖無意冒犯，卻深深影響了我的自尊心，這讓我更理解孩子被嘲笑時心裡的感受。

我自己腦補了一個畫面。當孩子跟老師訴苦，老師對她說：「他們嘲笑你沒關係，讓我們一起努力減肥，贏回尊重！」那孩子會怎麼想？如果為了別人給自己貼的負面標籤去減肥，不就是讓孩子不認可自己？不就是承認霸凌者給她貼的標籤是對的嗎？

但如果問題不是胖呢？性格太內向，要不要改？氣質太陰柔，要不要改？這個論調，會不會讓孩子覺得，以後別人嘲笑你，你都要先反省一下自己？

如果是成年人要減重，我可以分析肥胖對健康的影響；但如果是一個孩子，在她還是一張白紙的時候，直接簡單粗暴的告訴她「你要減肥」，我怕她會一輩子都譴責自己。

問題來了。我是不是要告訴她：「我們不應該因為別人的偏見，而去勉強自己做出改變，我們要學會接納自己。」

講這些話是最容易的，而且政治正確，但現實遠比這些漂亮話複雜得多。我們真的有辦法接納那個一直被嘲笑的自己嗎？我們有辦法，完全不在意別人眼光，開開心心的活著嗎？

其實「是不是該減肥」這個問題，只有兩條路可以走：**一條是不在意，另一條是不減肥**。真的要做到不在意，太難了。也許某個時刻，當你有了喜歡的對象，卻因為體重不敢告訴任何人，也是在這樣的時刻，悄悄在

你心裡播下了一顆自卑的種子。

以上內容,就是那位媽媽問她女兒「是不是該減肥」後的兩秒鐘內,在我這個 I 人大腦中快速閃過的念頭。要怎麼說,才是對這孩子最好的呢?

我們有一個最好的選項。我告訴孩子:「我們是為了自己減重,不是為了別人減重。自我接納很重要,但不代表自我修正就是錯的,重點在於你的意願。如果你覺得自己很好,我們就不需要減肥。」

其實我真正想討論的,不是「該不該減肥」,而是如果要減,到底是為了什麼原因去減?每個人都應該為自己而活,自由選擇自己想要的生活方式,為了別人的眼光去決定自己減不減肥,那是為別人而活。

JJ 醫師提醒

若兒童或青少年屬於過重或肥胖(BMI 超過該年齡層 85 百分位),臨床上仍會建議在專業評估下進行健康體重管理。如果孩子因外貌焦慮導致自尊大幅受挫,或有明顯情緒困擾,最好與學校老師、輔導室或專業心理師配合,一起協助孩子面對壓力。

如果我們沒有辦法不去在意別人的眼光，那麼適當接受別人的意見、適當接納自己，證明自己有多強大，也是一種很好的方式。不做改變，不代表永遠停在原地；選擇改變，也不代表否定自己，是為了成為更好的自己。

當你下定決心想改變時，別忘了同時善待現在的自己。在決定改變之前，建議你可以寫封信問問自己：「我欣賞自己的哪些地方？我為什麼會不滿現況？接下來我要怎麼調整，才不會委屈自己？」當你決定開啟減重之旅時，請一定要記住：這趟旅程不是為了迎合別人的期待，而是重新探索自我的過程。

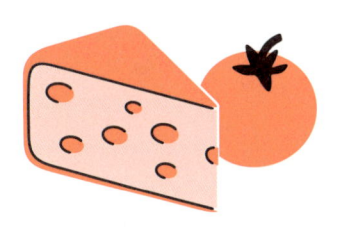

7-2 開啟減重之旅

減重就像攀登一座聖山,過程中的每個階段,都是一次自我挑戰與學習。在開始這趟旅程之前,請先靜下心來問問自己:**為什麼你想攀登「減重」這座山?** 如果你已經有了明確的答案,那我們就開始吧!

(1) 準備階段:收拾裝備,設定目標

攀登前,我們需要準備好所有的裝備。這包括學習營養知識、找到合適的嚮導(營養師或教練)、訓練心態與體能,為接下來的挑戰打好基礎。這一步會讓你從心態到行動都做好充分準備,讓每一步都更穩固。

(2) 開始階段：勇敢出發，邁步向前

　　站在起點，可能感到壓力山大，甚至會懷疑自己是否能夠完成這趟旅程。過去的失敗、外界的聲音，都會成為阻礙出發的藉口。但踏出第一步後，你會發現，行動其實才是克服恐懼的最好方法。

(3) 探索階段：尋找適合的路徑

　　不同的人有不同的減重方法，就像登山者會選擇適合自己的路線。有些人走快速減重的捷徑，有些人選擇平緩但能一直持續的方式。這是試驗與學習的過程，找到適合自己的節奏，才是最重要的。恭喜你找到碳水循環這個方法！在碳水循環中，你可以自行安排每週高、中、低碳日和運動天數，決定自己的減重速度。

(4) 挑戰階段：迎接考驗，克服困難

　　在減重旅程中，你會遇到三大挑戰：情緒性暴飲暴食（暴風雪）、體重停滯期（迷霧區），和節日聚餐的誘惑（懸崖峭壁）。每個挑戰都考驗我們的意志，但也都是成長的契機。

❖ 情緒性暴飲暴食（暴風雪）

大多數女性學員，每個月總有那麼幾天，身體像是被設定好的鬧鐘，準時響起飢餓的警報。生理期前的荷爾蒙波動，不只帶來情緒的起伏，還帶來無止境的食慾。這不是意志力的問題，而是生理機制的召喚。知道原因，就能學會和身體對話，而不是對抗。

在面對暴飲暴食的困擾時，我們可以採取幾個實用的解決方法。首先，最重要的是學會分辨自己究竟是真的餓，還是只是想吃。生理飢餓通常是漸進式的，而且任何食物都能讓我們感到滿足；相反的，情緒性飢餓往往來得突然，而且常常只對特定食物有強烈渴望。

當這種想吃的慾望突然襲來時，我們可以轉頭做一些能讓自己愉快、釋放多巴胺的事情。例如，聽喜歡的音樂、做幾分鐘的伸展運動，或是玩個簡單的手機遊戲。再不然，出門去按摩或是上網購物。這些活動有助於釋放多巴胺，讓情緒自然平穩下來。

如果真的需要吃點東西，不妨準備一些健康的選擇，像是適量的堅果、水煮蛋，或是無糖優格配水果。這些食物不僅能滿足咀嚼的需求，也不會帶來過多熱量。同時，建立非食物的情緒出口也很重要，可以選擇和朋友聊天、寫日記來釐清感受，或是找些有趣的活動轉移注意力。

最後，記得給自己一點彈性和空間。想吃甜點時，

不需要完全禁止自己，你可以切一小塊慢慢品嘗。這種適度的放鬆與享受，反而能幫助我們避免因過度壓抑而導致的報復性進食。

❖ 體重停滯期（迷霧區）

體重計上停滯的數字，像是凝結在山間的雲霧，遲遲不肯散去。這個停滯期，其實是身體向我們發出的訊號，提醒我們需要調整策略，重新找回平衡。就像登山者在高山上需要停下來適應海拔，減重的停滯期正是讓身體重整狀態、恢復能量的重要時刻。

在這段時期，碳水循環是一個重要的突破口。我常常跟學員說，遇到停滯期，不如想像自己已經減到理想體重，現在只要用維持體重的方式來進行健康的飲食即可。每週可以多安排幾天高碳、中碳飲食，讓身體感受到充足能量，避免陷入節能模式，從而提升代謝，促進脂肪燃燒。

休息不是失敗，而是為了走得更遠。就像運動員在訓練中需要恢復期一樣，減重過程中的休息能讓身體重整狀態，避免過度疲勞帶來的代謝下降。等身體休息夠了，饑荒模式解除，再開始新一輪的碳水循環飲食法，體重就能持續往下。

許多學員在旅行返回後，雖然體重略有增加，但藉由調整為低碳日為主的減重模式，反而能藉此打破停滯

期，重新啟動減重進程。這段維持期，不僅能讓身體恢復基礎代謝率，更為下一階段的減重計畫奠定基礎。同時，適度放鬆飲食，給自己偶爾享受喜歡食物的自由，能減少過度壓抑帶來的反撲。

減重不是一場短期的衝刺，而是一種可持續的生活方式。當迷霧散去，你會發現這段停滯期所累積的智慧，將成為未來路上最寶貴的資產。

❖ 節日聚餐的誘惑（懸崖峭壁）

節日聚餐則像是一道需要智慧跨越的懸崖。我們可以在聚餐前先安排低碳日，為身體創造更多儲存空間。如此一來，聚餐當天的澱粉攝取，更可能進入肌肉儲存，而不會迅速囤積成脂肪。聚餐時，優先選擇富含纖維的蔬菜開場，不僅能幫助穩定血糖，也能減少膽固醇的吸收。聚餐後，再用一到兩天的低碳飲食來平衡，幫助身體回到脂肪燃燒模式。

吃飽，才有力氣減重。在度過節日聚餐的這段期間，我們可以把注意力從降低體重數字，轉移到提升生活品質上，關注睡眠品質的改善、心情愉悅度，以及整體健康狀態。當身心都得到充分休息，再重新出發時，往往能收穫意想不到的進步。

(5) 穩定階段：找到自己的節奏

當你突破了一些障礙，開始習慣減重的節奏後，你會發現，穩定向上才是最有效的方法。就像長途跋涉，適度的休息與補給不是懈怠，而是為了走得更遠。偶爾的美食享受，反而能幫助你在這條路上走得更長久，不至於因為壓力過大而放棄。

有趣的是，減重速度愈慢，愈能避免復胖。《美國臨床營養期刊》的研究指出，緩慢的減重過程能幫助我們養成持續的飲食和運動習慣。[1] 這種漸進式的改變，讓新的生活方式有時間扎根，成為自然而然的日常。

從生理角度來看，慢速減重還能幫助維持肌肉量，避免基礎代謝率驟降。《臨床內分泌與代謝期刊》的一項研究發現，即使在保持肌肉量的情況下，快速減重仍可能導致代謝速率顯著下降。[2] 研究中，即使採用了包含飲食限制和高強度運動的計畫，受試者在第六週時，每日基礎代謝率平均下降了 244 大卡，到第三十週更是減少了 504 大卡。

慢速減重的另一個優勢在於心理層面。當我們給自己足夠時間去適應新的飲食習慣，比較不會產生強烈的飢餓感和剝奪感，自然能避免減重後的報復性進食。這就是為什麼碳水循環減重如此重要，因為這種飲食方式提供了靈活的架構。

在高碳日可以享用飯、麵等精緻澱粉，中碳日選擇根莖類、豆類等原型澱粉，低碳日則從蔬菜中攝取所需碳水。當你在高碳日配合運動，這些澱粉就會乖乖儲存到肌肉裡，而不是堆積成脂肪。即使偶爾有放縱的一天，也可以用低碳日來平衡。

(6) 成功階段：登上山頂，俯瞰風景

　　當你到達山頂，回首這段旅程，你會發現最大的收穫不只是體重的改變，而是和食物建立了全新的關係。碳水化合物不再是可怕的敵人，飲食也不再只有卡路里的計算。在這趟旅程裡，真正的改變不僅僅反映在體重計上的數字，更體現在生活態度的轉變。願每個人都能在過程中找到適合自己的飲食節奏，建立穩定且健康的生活方式。

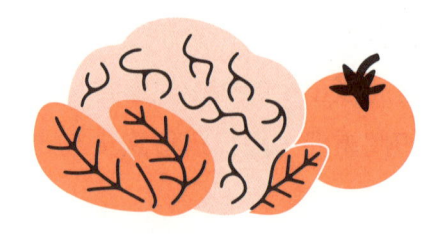

目標不是減幾公斤，而是活得健康又快樂

　　每一個穩定的小習慣，都是改變的基石：早起吃早餐、每餐先吃足夠的蛋白質和纖維、吃適量的碳水、餐後散步十分鐘、選擇走樓梯而非搭電梯等等。這些微小的選擇，不只改變了我們的體態，也改變了我們的生活方式。

　　當這些行為不再需要意志力，而是成為自然而然的日常，你就從「想要改變的人」，化身為「健康生活的實踐者」。

　　這讓我想起一位令人印象深刻的學員。小甄第一次來診時是六月的大熱天，體重 102 公斤的她，走路因膝蓋疼痛而搖晃。小甄的減重過程不算順利，前六個月減了 15 公斤，之後便停滯了兩個月。看著她沮喪的樣子，我半開玩笑的說：「你知道什麼是『自作自瘦』嗎？」小甄疑惑的看著我，我笑著解釋：「『自作自瘦』就是，你得自己做運動，才能瘦下來啦！」這個建議，成了她減重歷程的關鍵轉折點。

　　奇妙的是，小甄在健身房找到了新的身分認同。起初她只是被動的完成指定動作，漸漸的，她開始理解每個動作的原理，主動探索不同的訓練方式。兩年後，小甄不僅成功減至 60 公斤，還考取了 C 級健身教練證照。更重要的是，她開始影響身邊的人，分享自己的經驗和知識，成為他人的引路人。

　　這個轉變告訴我們，真正的成功不是達到某個數字，而是成為一個不同的人。當你開始享受規律作息帶來的精神飽滿，欣賞運動後身體的輕盈，甚至期待每一次的料理挑戰，你就會發現，這些本來需要意志力才能堅持的事，已經變成生活中最自然而然的一部分。

最後我想分享一個童年故事。那天爸媽吵架，媽媽沒煮飯，帶我去市場吃鱔魚麵。我永遠記得那個畫面：老師傅往鍋裡噴油，鐵鍋瞬間點燃的火光，把我嚇得後退。隔天早上，我怯生生問：「媽，今天還吵架嗎？」媽媽心疼的說：「傻孩子，不會了。」我大哭：「昨天的鱔魚麵好好吃！」

那碗鱔魚麵，不只是一頓晚餐，還承載了安慰、溫暖，以及一個孩子對家的期待。很多減重方法把食物簡單分類為「好」與「壞」，當我們放棄所謂的「壞食物」時，失去的不只是味蕾的享受，還有那些與食物連結的珍貴回憶。

有時候，在忙碌的一天過後，真正能安慰我們的，不是別人的擁抱，而是一盤熱騰騰的排骨蛋炒飯，或是一碗消暑的芒果冰。但這樣的慰藉也需要適度，任何能帶來愉悅的事物都可能讓人沉迷。關鍵不在於完全戒除，而在於建立健康的關係。你要學會分辨什麼時候是真正的需要，什麼時候是情緒的逃避。與其被食物控制，不如讓這些美好的滋味，成為我們成長的動力。

參考資料

1. 〈維持長期減重效果〉（Long-term weight loss maintenance），《美國臨床營養期刊》（The American Journal of Clinical Nutrition），https://pubmed.ncbi.nlm.nih.gov/16002825/。
2. 〈儘管維持除脂體重，仍出現體重驟降後的代謝減緩〉（Metabolic slowing with massive weight loss despite preservation of fat-free mass），《臨床內分泌與代謝期刊》（The Journal of Clinical Endocrinology & Metabolism），https://pubmed.ncbi.nlm.nih.gov/22535969/。

碳水循環筆記

附錄　減重 10 大飲食迷思

　　我當減重醫師這麼多年，看過不少讓人哭笑不得的減肥方法。很多人會把本來不錯的減重觀念推到極端，反而害了自己。有人以為吃澱粉會胖，連原型澱粉都不敢碰；有人相信少吃多動就會變瘦，乾脆不吃飯狂運動；還有人聽說間歇性斷食有效，結果整天不吃東西；更誇張的是，有人覺得多吃蛋白質就能瘦身，餐餐只吃肉，最後把身體搞壞了。

　　這些奇怪的方法反映了大家想要快速變瘦的心態，但這麼做通常會適得其反。減重不是要跟自己的身體宣戰，而是應該認識並好好照顧它。為了讓減重成為健康且能持續的過程，我想幫助你破除以下迷思。

迷思 1：聽說間歇性斷食瘦很快？

❖ **極端表現：一天只吃一餐**

這幾年很流行間歇性斷食，特別是 168 斷食法，被許多人當成瘦身的祕密武器。但有些人太過極端，甚至更進一步變成 231 斷食，每天只吃 1 小時，其他 23 小時都不吃。這樣做的缺點非常多，首先是極度限制飲食的時間，容易導致營養不良，尤其是蛋白質攝取不足，進而消耗肌肉，使代謝變差。再者，由於長時間飢餓，進食時容易暴飲暴食，攝取過多高熱量食物，反而導致體重增加、血糖不穩定。長期下來，容易陷入暴食和斷食的惡性循環。

我的建議是：吃什麼東西比吃不吃更重要。一天至少吃兩餐，選擇優質的食物來源，這樣不但能讓身體好好吸收蛋白質，還能減輕身體的壓力。

迷思 2：聽說生酮飲食能快速減脂？

❖ **極端表現：以為狂吃肥肉也不會變胖**

生酮飲食是一種極低碳水化合物、高脂肪的飲食方式，當身體進入「生酮狀態」後，能量來源會從燃燒碳水化合物，轉變為燃燒脂肪。理論上聽起來很美好，但現實卻未必如此。

==最大的問題在於：生酮飲食難以長期維持==。許多嘗試過生酮的人在恢復吃澱粉的飲食習慣後，體重快速回彈，甚至超過原本的重量。生酮飲食可能在短期內非常有效，但如果不能融入日常生活，成為長期可持續的生活方式，一旦回到舊習慣，體重就會悄悄爬回來。

對於追求長期減重的人來說，關鍵在於找到可以持續的飲食和生活方式，而不是追求快速但難以維持的方案。了解更多關於健康減重的知識，才能真正讓你受益一生。

迷思 3：聽說吃素可以幫助減重？

❖ 極端表現：吃超多素食加工食品

素食確實能吃得健康，因為蔬菜類大多低熱量、高纖維，幫助你長時間維持飽足感。但如果你吃的素食都是加工食品，那可能就會有點問題。素食加工食品大多添加葵花油、大豆油等植物油，可能讓你的 omega-6 脂肪酸攝取量飆升，導致脂肪酸攝取失衡，增加身體發炎的風險。

正確的做法是：選擇均衡的素食飲食，包括豐富的全穀物、植物性蛋白質（如豆類、豆製品）、蔬菜和水果，確保獲取所有必需營養素。同時，避免過量攝取加工食品，才能用健康的方式幫助減重。

迷思 4：聽說吃水果有益健康？

❖ **極端表現：三餐只吃水果減肥**

應該有不少人聽過只吃水果的減肥法吧？像是謠傳一週可以瘦好幾公斤的「蘋果減肥法」。但這種單純靠果糖供應熱量的飲食，長期下來，可能會變成體脂高、肌肉少、代謝差的「泡芙人」。

過量的果糖，超過身體能處理的程度，還是會轉換成脂肪儲存。而且水果雖然富含維生素和礦物質，但缺乏蛋白質，連續多天三餐只吃水果，可能導致肌肉流失，但脂肪還留著。

最好的做法是，每天吃 1 到 2 個拳頭大小的水果，並搭配均衡飲食，這樣才能確保身體獲得足夠的營養，同時避免過量果糖對健康的負面影響。

迷思 5：聽說吃水果會得脂肪肝？

❖ **極端表現：完全不敢吃水果**

果糖會進入肝臟代謝，肝臟再把多餘的果糖轉化成脂肪儲存，因此才會有「吃水果導致脂肪肝」這個說法。但先別急著把水果當成敵人，除非是三餐狂吃，如果保持每天 1 到 2 個拳頭大小的量，吃水果其實不會造成脂肪肝。

事實上，水果中的纖維質、維生素與植化素，對身體相當有益。纖維質能幫助消化，使腸道健康；維生素能增強免疫系統，讓身體更能抵抗疾病；植化素則有助於預防慢性疾病。

因此，吃水果不是問題，關鍵在於「適量」二字。我們不需要把水果當成主食來吃，而是做為健康飲食中的一部分來享用。

迷思 6：聽說少吃就會變瘦？

❖ 極端表現：斷食一整天只喝水

極度肥胖者在短期內進行只喝水、不吃任何東西「水斷食」，確實能減掉很多脂肪，但相對也會流失掉可觀的肌肉。

肌肉能提高新陳代謝，換句話說，身體必須耗費非常多的能量來供養肌肉。斷食後，身體會進入「饑荒模式」，為求生存只會保留需要的肌肉，燃燒多餘肌肉以降低代謝，並保留脂肪做為儲備能量。因此，一般人想要靠斷食減肥，體重雖然減輕，但體脂量可能會上升，減脂效果不如預期。

迷思 7：聽說吃好油對健康有幫助？

❖ **極端表現：狂吃深海魚和堅果**

很多人誤以為只要是健康的油脂，就可以無限制一直吃。像堅果、鮭魚、酪梨這些食物，雖然含有對心臟有益的 Omega-3 脂肪酸和其他營養素，但如果食用過量，同樣會攝取過多的熱量，導致體重增加。而且這些多餘的熱量，很容易轉化為體脂肪，儲存在身體各處。

此外，過量攝取油脂還可能導致消化不良，增加肝臟和膽囊的負擔。舉例來說，每天吃一片掌心大的鮭魚，大約 100 公克，已經可以提供你一天所需的 Omega-3 脂肪酸，再搭配其他蛋白質來源如雞肉、豆類和蛋，便能確保蛋白質攝取量充足。至於堅果，每天一小把（約 30 公克）就夠了，不要過量食用。

迷思 8：聽說不吃澱粉瘦比較快？

❖ **極端表現：看到澱粉就像看到鬼**

攝取澱粉後，身體會將其轉化為葡萄糖，並優先儲存在肌肉和肝臟中，做為隨時可用的能量來源，這些能量對於進行高強度運動和日常活動都是必不可少的。

肌肉和肝臟可以儲存 1,000 到 2,000 大卡的澱粉，只要吃下去的澱粉還沒變成脂肪，真的不用擔心。澱粉

如果能夠在運動中被有效利用，還能幫助你增肌減脂。

事實上，完全戒澱粉可能會讓你感到疲倦、注意力不集中，甚至導致肌肉流失，因為你的身體會開始分解肌肉來獲取能量。因此，適量攝取澱粉並搭配運動，才是健康減重的關鍵。

迷思 9：聽說斷糖可以減肥？

❖ 極端表現：發現食物含糖就驚慌失措

糖分攝取確實需要控制，但完全斷糖並不是最佳方法。身體需要糖來提供能量，特別是進行高強度運動時。關鍵在於懂得區分「好糖」和「壞糖」，以及合理安排糖分的攝取時間和攝取量。

所謂「好糖」，是指那些自然存在於水果、全穀類中的糖分，這些糖分伴隨著纖維、維生素和礦物質，提供身體所需的營養。至於「壞糖」，則是指那些添加在食品中的精製糖，除了提供空熱量外，幾乎沒有任何營養價值。

因此，==與其完全斷糖，倒不如學會選擇並控制糖分攝取==。在高強度運動日，適量增加糖分攝取以補充能量；在低強度運動日或休息日，則減少糖分攝取，保持能量平衡。

迷思 10：聽說吃代糖對身體不好？

❖ **極端表現：堅決不吃任何代糖**

代糖能提供甜味，卻不會造成血糖波動或攝取過多熱量，但有些人還是一聽到代糖就完全拒絕，不管是天然合成還是人工合成，認為所有代糖都是有害的。

事實上，甜菊糖、羅漢果糖等天然合成代糖，對胰島素刺激很低；即使是人工合成代糖如阿斯巴甜，也是在過量攝取的情況下，才會對人體有所影響。不過，任何飲食都是過猶不及，代糖再安全也不該無限制攝取。

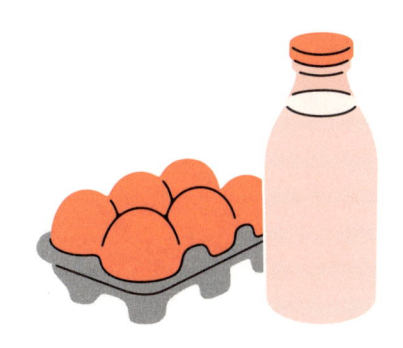

碳水循環筆記

♥

健康生活 BGH216

碳水循環
一輩子都瘦用的增肌減脂飲食法

作者 ── 蕭捷健

副社長兼總編輯 ── 吳佩穎
主編暨責任編輯 ── 楊逸竹
校對 ── 魏秋綢（特約）
美術設計暨插畫 ── Bianco Tsai（特約）
內頁排版 ── 張靜怡、楊仕堯（特約）
內頁圖表 ── 薛美惠（特約）

出版者 ── 遠見天下文化出版股份有限公司
創辦人 ── 高希均、王力行
遠見・天下文化　事業群榮譽董事長 ── 高希均
遠見・天下文化　事業群董事長 ── 王力行
天下文化社長 ── 王力行
天下文化總經理 ── 鄧瑋羚
國際事務開發部兼版權中心總監 ── 潘欣
法律顧問 ── 理律法律事務所　陳長文律師
著作權顧問 ── 魏啟翔律師
社址 ── 台北市 104 松江路 93 巷 1 號

讀者服務專線 ── (02) 2662-0012 | 傳真 ── (02) 2662-0007；(02) 2662-0009
電子郵件信箱 ── cwpc@cwgv.com.tw
直接郵撥帳號 ── 1326703-6 號　遠見天下文化出版股份有限公司

製版廠 ── 中原造像股份有限公司
印刷廠 ── 中原造像股份有限公司
裝訂廠 ── 中原造像股份有限公司
登記證 ── 局版台業字第 2517 號
總經銷 ── 大和書報圖書股份有限公司 | 電話 ── (02) 8990-2588
出版日期 ── 2025 年 6 月 27 日第一版第 1 次印行
　　　　　　2025 年 7 月 19 日第一版第 3 次印行

定價 ── NT 400 元
ISBN ── 978-626-417-441-1
EISBN ── 978-626-417-442-8（EPUB）；978-626-417-443-5（PDF）
書號 ── BGH216
天下文化官網 ── bookzone.cwgv.com.tw

國家圖書館出版品預行編目（CIP）資料

碳水循環：一輩子都瘦用的增肌減脂飲食法／蕭捷健著. -- 第一版. -- 臺北市：遠見天下文化出版股份有限公司, 2025.06
240面；14.8×21公分. --（健康生活；BGH216）
ISBN 978-626-417-441-1（平裝）

1.CST：健康飲食　2.CST：減重
3.CST：健康法

411.3　　　　　　　　　　114007879

本書如有缺頁、破損、裝訂錯誤，請寄回本公司調換。
本書僅代表作者言論，不代表本社立場。

天下·文化
BELIEVE IN READING